NOUVELLES RECETTES D'ALIMENTS FERMENTÉS

100 RECETTES POUR UN INTESTIN SAIN

ANASTASIE MORIN

Tous les droits sont réservés.

Avertissement

Les informations contenues dans cet eBook sont destinées à servir de collection complète de stratégies sur lesquelles l'auteur de cet eBook a effectué des recherches. Les résumés, stratégies, trucs et astuces ne sont que des recommandations de l'auteur, et la lecture de cet eBook ne garantit pas que ses résultats refléteront exactement les résultats de l'auteur. L'auteur de l'eBook a fait tous les efforts raisonnables pour fournir des informations actuelles et précises aux lecteurs de l'eBook. L'auteur et ses associés ne sauraient être tenus responsables des erreurs ou omissions involontaires qui pourraient être constatées. Le contenu de l'eBook peut inclure des informations provenant de tiers. Les documents de tiers comprennent les opinions exprimées par leurs propriétaires. En tant que tel, l'auteur de l'eBook n'assume aucune responsabilité pour tout matériel ou opinion de tiers.

L'eBook est protégé par copyright © 2024 avec tous droits réservés. Il est illégal de redistribuer, copier ou créer des travaux dérivés à partir de cet eBook en tout ou en partie. Aucune partie de ce rapport ne peut être reproduite ou retransmise sous quelque forme que ce soit sans l'autorisation écrite expresse et signée de l'auteur.

TABLE DES MATIÈRES

TABLE DES MATIÈRES..4

INTRODUCTION..8

    Qu'est-ce que la fermentation ?.............................9
    La fermentation est-elle sûre ?............................11
    Meilleurs aliments fermentés..............................13

SAUCES FERMENTÉES...16

    1. Sauce piquante à la Louisiane...........................17
    2. Chimichurri vert.......................................20
    3. sauce Aji amarillo....................................23
    4. Sauce piment vert à l'ail..............................27
    5. Sauce piquante aux chipotles...........................30
    6. Aji picante...33

PRODUITS LAITIERS FERMENTÉS...................................40

    8. Yaourt Végétalien Traditionnel.........................41
    9. Crème de coco de culture..............................44
    10. Yaourt Fermenté Maison...............................47
    11. Crème sans produits laitiers.........................50
    12. Rejuvelac sans gluten, sans produits laitiers.........53
    13. Fromage au yaourt...................................56
    14. Fromage fermier aux amandes..........................59
    15. Fromage Noix Thym....................................63
    16. Fromage Bracotta.....................................66
    17. Fromage à la crème de macadamia......................69
    18. Fromage fumé vieilli.................................72
    19. Fromage miso vieilli.................................75
    20. Fromage Savorella vieilli............................78

CHOUCROUTE & PICKLES..81

21. Choucroute de base..82
22. Choucroute épicée..86
23. Choucroute au brocoli en cinq minutes....................90
24. Choucroute à l'ananas..94
25. Choucroute Violette..98
26. Cornichons fermentés à l'aneth épicé...................102
27. salsa salvadorienne..106
28. Carottes à l'anis étoilé..109
29. Oignons cultivés..112
30. Sauce piquante piquante..115
31. Salade hachée fermentée.......................................118
32. Bouchées de concombre et cornichon à l'aneth.....121
33. Cornichons de courgettes.......................................124
34. Cornichons à tacos...127
35. Kimchi Blanc..130

CULTURES DE FRUITS & VINAIGRES..........................134

36. Chutney aux pêches épicées de culture...............135
37. Pêches sucrées à la vanille...................................138
38. Vinaigre de pommetier..140
39. Vinaigre de pomme...143
40. Vinaigre d'Ananas...147

BOISSONS DE CULTURE..150

41. Kéfir végétalien...151
42. Thé Noir Kombucha..154
43. Thé rouge africain Kombucha................................159
44. Bloody Mary cultivée..164

DESSERTS FERMENTÉS..167

45. Tzatziki..168
46. Trempette crémeuse aux oignons français............171
47. Salade Verte aux Pêches & Chèvre........................174

48. Fromage à la crème de noix de coco.................177
49. Crêpes aux poires au fromage de macadamia..........180
50. Sandwichs à la crème glacée aux biscuits au pain d'épice..................184
51. Crème glacée à la vanille de culture.....................188
52. Crème glacée à la tarte à la citrouille..................191
53. Glace Cerise Noire................................194
54. Gâteau au fromage crémeux à l'orange.................197
55. Gâteau au fromage à la grenade.........................201
56. Gâteau au fromage aux mûres........................205

LÉGUMES FERMENTÉS.................................209

57. Cornichons à l'aneth................................210
58. Choucroute......................................214
59. Pain et beurre cornichon............................218
60. Cornichons à l'aneth................................221
61. Pickles de cornichon doux..........................224
62. Cornichons sucrés 14 jours..........................228
63. Cornichons sucrés rapides..........................231
64. Asperges marinées..................................235
65. Haricots à l'aneth marinés..........................238
66. Salade aux trois haricots marinés...................241
67. Betteraves marinées................................245
68. Carottes marinées..................................248
69. Chou-fleur mariné/Bruxelles........................251
70. Salade de chayotte et de jicama....................254
71. Jicama mariné au pain et au beurre..................257
72. Champignons entiers marinés........................260
73. Gombo mariné à l'aneth.............................263
74. Oignons perlés marinés.............................266
75. Poivrons marinés..................................269
76. Poivrons marinés..................................273
77. Piments forts marinés..............................276
78. Rondelles de piment jalapeño mariné.................280

79. Rondelles de poivrons jaunes marinés..................284
80. Tomates vertes douces marinées............................287
81. Légumes mélangés marinés....................................290
82. Courgettes marinées au pain et au beurre.............294
83. Relish à la chayotte et à la poire............................297
84. Piccalilli...301
85. Relish aux cornichons..304
86. Relish de maïs mariné..307
87. Relish de tomates vertes marinées.........................310
88. Sauce au raifort mariné..313
89. Relish aux poivrons et oignons marinés.................316
90. Relish épicée au jicama...319
91. Relish piquante aux tomates..................................323
92. Betteraves marinées sans sucre ajouté..................326
93. Concombre cornichon doux...................................330
94. Scornichons à l'aneth...334
95. Cornichons sucrés tranchés...................................337
96. Kraut au citron et à l'aneth....................................340
97. Kimchi chinois..342
98. Bâtonnets de carottes fermentées.........................345
99. Carottes à l'indienne...348
100. Bombes de radis..351

CONCLUSION..**355**

INTRODUCTION

Qu'est-ce que la fermentation ?

La fermentation est une merveilleuse façon de conserver naturellement les aliments et idéale si vous avez une surabondance de produits locaux et que vous ne savez pas quoi en faire !!

Une transformation microbienne magique se produit lorsque les légumes sont fermentés naturellement, la teneur en vitamine C augmente de manière marquée, des bactéries bénéfiques sont produites, des composés cicatrisants intestinaux se forment et le système immunitaire est considérablement stimulé !

Donc, vous vous retrouvez essentiellement avec des superaliments qui sont nutritionnellement supérieurs, pré-digérés, enrichis en vitamines et absolument remplis de probiotiques cicatrisants intestinaux !!

La fermentation se produit lorsque des micro-organismes, tels que des bactéries et des levures, se décomposent et transforment une substance en acides ou en alcool. Au fur et à mesure que la panne se produit, du dioxyde de carbone est libéré, ce qui entraîne cette mousse et ce bouillonnement révélateurs qui sont un signe certain que la fermentation est en bonne voie.

La fermentation est-elle sûre ?
La fermentation peut sembler une tâche plutôt ardue, mais malgré les craintes et les appréhensions courantes, la fermentation est extrêmement sûre. Tant que vous suivez toutes les méthodes et astuces trouvées dans ce livre, vous ne rencontrerez probablement rien d'effrayant ou de rebutant.

La bactérie lactique qui effectue le processus de fermentation est anaérobie, ce qui signifie qu'elle n'a pas besoin d'oxygène pour survivre. En transformant les glucides en acide, il tue également toutes les bactéries nocives présentes. Cela inclut les moisissures, qui sont aérobies et ne peuvent pas se développer sans oxygène.

Le sel que vous utilisez dans la fermentation est également essentiel pour permettre aux bonnes bactéries de se développer et de garder les mauvaises bactéries à distance. Le sel joue un rôle dans la préservation des nutriments et le maintien des piments croquants et frais pendant la fermentation.

Savez-vous ce que tout cela signifie ? La fermentation lactique est en fait l'un des moyens les plus sûrs de préparer et de conserver les aliments.

En fin de compte, le bon sens et vos cinq sens sont les meilleurs outils que vous puissiez utiliser et vous mèneront loin dans votre parcours de fermentation. Si quelque chose a l'air, sent mauvais ou a mauvais goût, ne le mangez tout simplement pas.

Dans l'ensemble, les mesures prises pour produire une sauce piquante fermentée contrecarrent la production de mauvaises bactéries et créent les conditions idéales pour que les probiotiques se développent et qu'un ferment sain et délicieux se concrétise.

Meilleurs aliments fermentés

A. Fromage : Le fromage est l'un des produits laitiers les plus fermentés. De nombreuses variétés de fromages sont fermentés, dont le cheddar et le parmesan. Les fromages frais, comme le cottage et la mozzarella, ne le sont pas.

B. Chocolat : Le processus par lequel la plupart du chocolat est fabriqué commence par la fermentation des fèves de cacao. La fermentation décompose les glucides dans les grains et développe cette riche saveur de chocolat que vous connaissez et aimez.

C. Pain au levain : Le levain commence par l'utilisation d'une « entrée », qui est simplement un mélange de farine et d'eau qui a fermenté. Lorsque cette entrée est incorporée dans la pâte à pain, les levures naturelles aident le pain à lever et lui confèrent également la saveur acidulée du pain au levain.

D. Babeurre : Traditionnellement, le babeurre est fabriqué en fermentant le liquide laissé par le barattage du beurre. De nos jours, le babeurre est plus souvent fabriqué en ajoutant des bactéries lactiques au lait ordinaire pour favoriser le processus de fermentation.

E. Sauce soja : Ce condiment salé est traditionnellement (et encore couramment) fabriqué à partir d'une pâte de soja fermentée. La sauce soja existe sous une forme ou une autre depuis près de 2 000 ans.

F. Vinaigre : Ce condiment acidulé et acidulé est, vous l'aurez deviné, fermenté ! Mais qu'est-ce qui est fermenté pour faire du vinaigre ? Tout, des raisins secs et des grenades à l'eau de coco et à l'orge, peut être fermenté pour produire du vinaigre.

G. Bière et vin : ces boissons alcoolisées courantes sont produites par fermentation. La bière est le résultat de la fermentation des amidons dans les grains, tandis que le vin est produit par la fermentation des sucres dans le jus de raisin.

SAUCES FERMENTÉES

1. Sauce piquante à la Louisiane

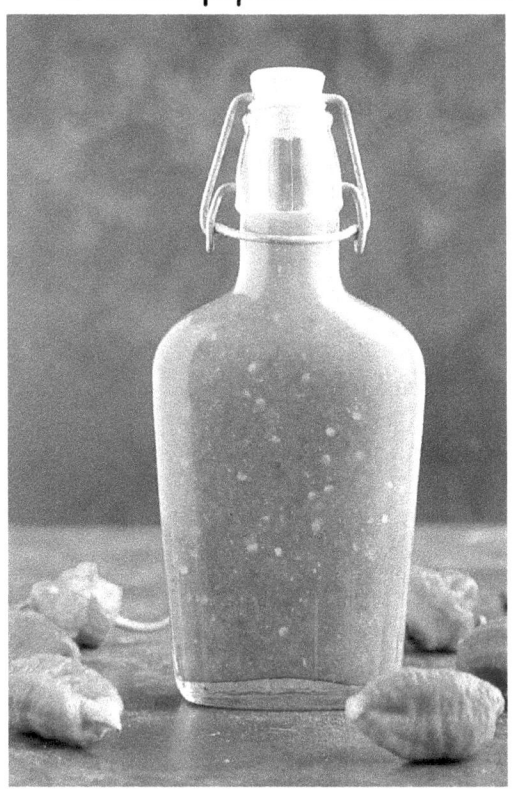

DONNE 16 ONCES

Ingrédients:

- 1 livre (environ 10) piments de Cayenne ou tabasco frais, équeutés
- 2 cuillères à café de sel non iodé
- ½ tasse de vinaigre de vin blanc ou de vinaigre blanc
- 2 gousses d'ail

Les directions:

a) Dans un mélangeur ou un robot culinaire, mélanger les piments et le sel. Mélanger jusqu'à ce qu'une purée se forme et qu'une saumure se libère des piments.
b) Emballez la purée dans un bocal propre et pressez-la jusqu'à ce que la saumure naturelle recouvre les piments, en laissant au moins 1 pouce d'espace libre.
c) Placez une cartouche, si vous en utilisez, puis vissez fermement le couvercle et conservez le pot à température ambiante à l'abri de la lumière directe du soleil pour fermenter pendant 2 semaines. Faire roter le pot tous les jours.
d) Une fois la fermentation terminée, combiner la purée (saumure naturelle incluse), le vinaigre et l'ail dans un robot culinaire ou un mélangeur. Mixer jusqu'à ce que la sauce soit la plus onctueuse possible.
e) Conservez la sauce piquante dans un récipient hermétique au réfrigérateur jusqu'à 1 an.

2. Chimichurri vert

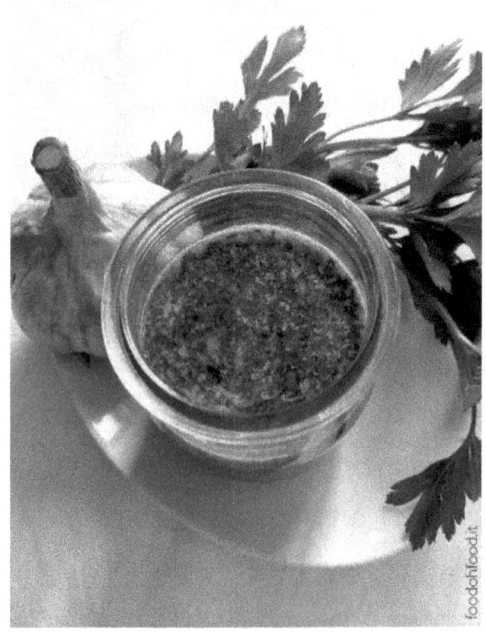

DONNE 8 ONCES

Ingrédients:

- 2 tasses de persil fraîchement haché
- 1 tasse de coriandre fraîchement hachée
- 2 oignons verts, les parties blanche et verte, hachés
- 4 gousses d'ail, hachées
- 1 piment rouge frais (de type cayenne ou tabasco), équeuté et haché
- 1½ cuillères à café de sel non iodé
- ¼ tasse de vinaigre de vin rouge
- ¼ tasse d'huile d'olive, pour servir

Les directions:

a) Dans un bol à mélanger, mélanger le persil, la coriandre, les oignons verts, l'ail et le piment rouge. Saupoudrer de sel. À l'aide de vos mains, massez le sel dans les légumes. Laisser reposer pendant 10 minutes pour permettre à une saumure de se former.

a) Une fois que la saumure naturelle a été libérée, emballer le mélange et la saumure dans un bocal propre. Appuyez sur le mélange jusqu'à ce que la saumure recouvre les légumes.
b) Placez une cartouche, si vous en utilisez, puis vissez fermement le couvercle et conservez le pot à température ambiante à l'abri de la lumière directe du soleil pour fermenter pendant 5 jours. Faire roter le pot tous les jours.
c) Une fois la fermentation terminée, combiner le ferment et le vinaigre de vin rouge dans un mélangeur ou un robot culinaire. Mélanger jusqu'à ce que le tout soit bien mélangé.
d) Conservez le chimichurri au réfrigérateur jusqu'à 3 mois. Au moment de servir, ajoutez 1 cuillère à soupe d'huile d'olive par $\frac{1}{4}$ de tasse de chimichurri.

3. sauce Aji amarillo

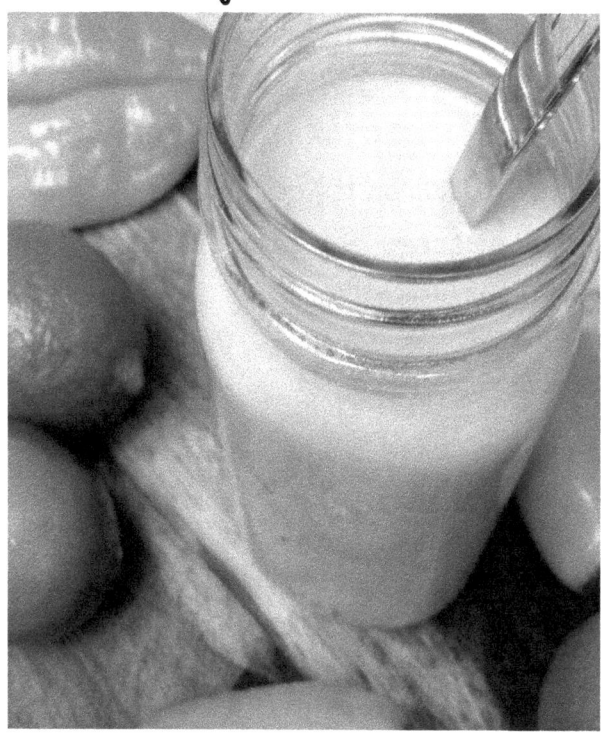

DONNE 16 ONCES

Ingrédients:

Pour la pâte

- 4 onces (environ 15) de piments ají amarillo séchés, équeutés et déchirés en morceaux
- 6 gousses d'ail
- 3 oignons verts, les parties blanche et verte, tranchés
- 2½ tasses d'eau non chlorée
- 2 cuillères à soupe de sel non iodé
- 5 cuillères à soupe de jus de citron vert
- 2 cuillères à soupe de saumure réservée

Pour la sauce

- 2 tasses de pâte d'ají amarillo
- 1 tasse de lait évaporé
- 1 tasse de queso fresco ou fromage feta
- ¼ tasse de craquelins écrasés ou de chapelure

Les directions:

a) Pour faire la pâte : Dans un bocal propre, mélanger les piments, l'ail et les oignons verts.
b) Dans un récipient séparé, préparez une saumure en mélangeant l'eau et le sel.
c) Placez un poids, si vous en utilisez, puis versez la saumure dans le pot, en laissant au moins 1 pouce d'espace libre. Bien visser le couvercle et conserver le bocal à température ambiante à l'abri de la lumière directe du soleil pour fermenter pendant 10 jours. Faire roter le pot tous les jours.
d) Une fois la fermentation terminée, filtrez le ferment en réservant 2 cuillères à soupe de saumure.
e) Dans un mélangeur ou un robot culinaire, combiner le ferment, le jus de citron vert et la saumure réservée. Mélanger jusqu'à consistance lisse.
f) Conservez la pâte au réfrigérateur jusqu'à 6 mois.
g) Pour faire la sauce : dans un mélangeur ou un robot culinaire, mélanger la pâte d'ají

amarillo, le lait évaporé, le fromage et les craquelins ou la chapelure.

h) Mélanger jusqu'à consistance lisse.

4. Sauce piment vert à l'ail

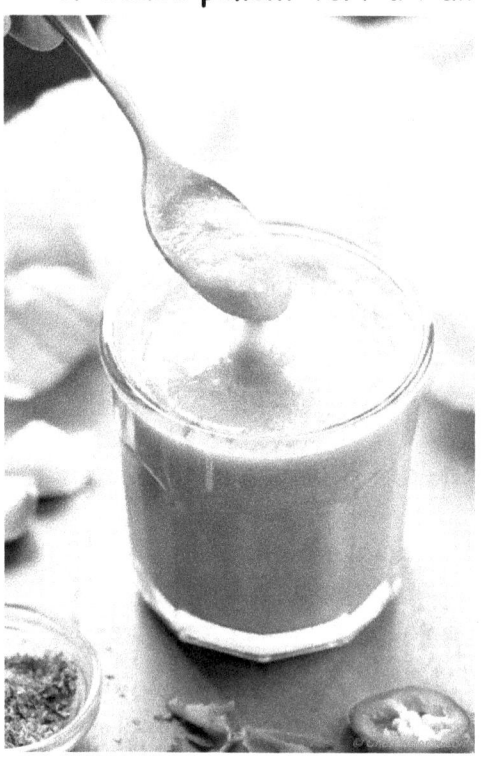

DONNE 16 ONCES

Ingrédients :

- 1 livre (environ 6) de piments Hatch frais, équeutés
- 8 gousses d'ail
- 2 cuillères à café de sel non iodé
- 2 cuillères à café de graines de cumin
- 1 cuillère à café d'origan moulu
- ¼ tasse de vinaigre blanc
- 1 cuillère à soupe de sucre granulé

Les directions:

a) Dans un mélangeur ou un robot culinaire, mélanger les piments, l'ail, le sel, les graines de cumin et l'origan. Mélanger jusqu'à ce qu'il soit grossièrement haché et qu'une saumure naturelle ait été libérée. Verser le mélange dans un bocal propre.

b) Placez une cartouche, si vous en utilisez, puis vissez fermement le couvercle et conservez le pot à température ambiante à l'abri de la lumière directe du soleil pour fermenter pendant 5 jours. Faire roter le pot tous les jours.

c) Une fois la fermentation terminée, combiner le ferment, le vinaigre et le sucre dans un robot culinaire ou un mélangeur. Mélanger jusqu'à consistance lisse.

d) Conservez la sauce au réfrigérateur jusqu'à 1 an.

5. Sauce piquante aux chipotles

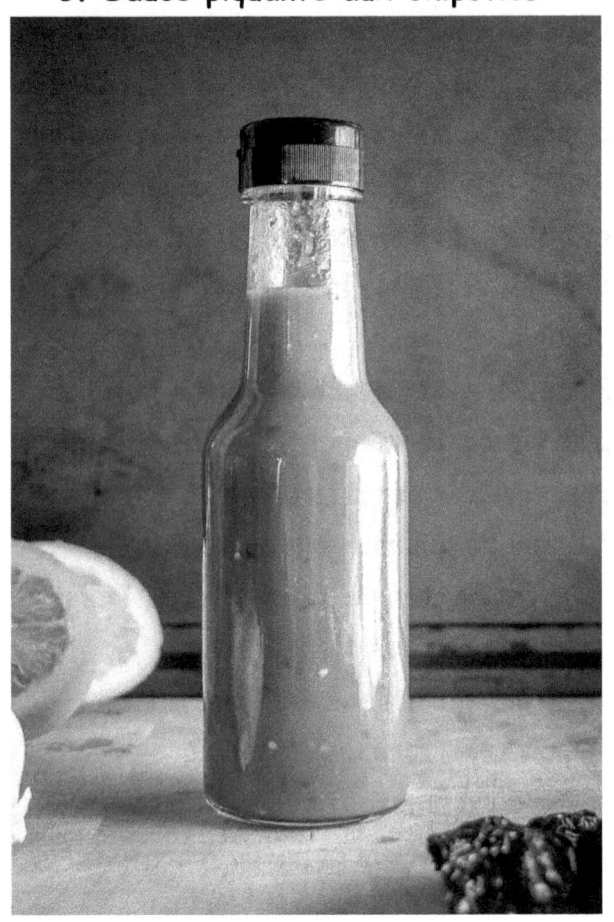

DONNE 16 ONCES

Ingrédients :

- 2 onces (environ 15) de piments chipotle séchés, équeutés
- 6 gousses d'ail
- ½ oignon blanc ou jaune, coupé en deux
- 2 tasses d'eau non chlorée
- 1 cuillère à soupe plus 1 cuillère à café de sel non iodé
- ½ tasse de jus d'orange
- ½ tasse de vinaigre de cidre de pomme
- ¼ tasse de saumure réservée
- 2 cuillères à soupe de pâte de tomate
- 1 cuillère à soupe de sucre granulé
- 1 cuillère à café de graines de cumin

Les directions:

a) Dans un bocal propre, mélanger les piments, l'ail et l'oignon.

b) Dans un récipient séparé, préparez une saumure en mélangeant l'eau et le sel.

c) Placez un poids, si vous en utilisez, puis versez la saumure dans le pot, en laissant au moins 1 pouce d'espace libre. Bien visser le couvercle et conserver le bocal à température ambiante à l'abri de la lumière directe du soleil pour fermenter pendant 1 semaine. Faire roter le pot tous les jours.

d) Une fois la fermentation terminée, filtrez le ferment en réservant $\frac{1}{4}$ de tasse de saumure.

e) Dans un mélangeur ou un robot culinaire, combiner le ferment, le jus d'orange, le vinaigre, la saumure réservée, la pâte de tomate, le sucre et les graines de cumin. Mélanger jusqu'à consistance lisse.

f) Conservez la sauce au réfrigérateur jusqu'à 1 an.

6. Aji picante

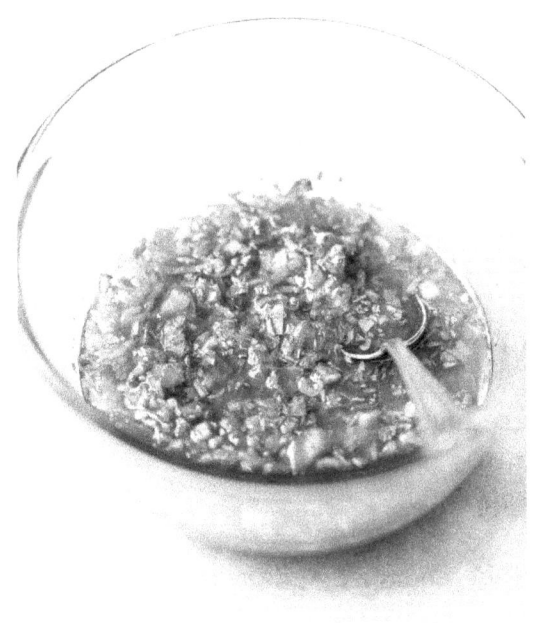

DONNE 16 ONCES

Ingrédients:

- 1 once (environ 4) de piments ají chirca ou habanero frais, équeutés et hachés
- 6 oignons verts, les parties blanche et verte, hachés
- 1 tasse de coriandre fraîchement hachée
- 2 tomates moyennes, hachées
- 1 cuillère à soupe de sel non iodé
- 1 tasse d'eau
- $\frac{1}{4}$ tasse de saumure réservée
- $\frac{1}{4}$ tasse de vinaigre blanc
- 2 cuillères à soupe de jus de citron vert
- 2 cuillères à café de sucre granulé
- $\frac{1}{4}$ tasse d'huile d'avocat ou de tournesol, pour servir

Les directions:

a) Dans un bol à mélanger, mélanger les piments, les oignons verts, la coriandre et les tomates. Saupoudrez les légumes de sel.
b) À l'aide de vos mains, massez le sel dans les légumes jusqu'à ce qu'une saumure commence à se former. Laissez les légumes reposer pendant 30 minutes ou jusqu'à ce que suffisamment de saumure se soit formée pour couvrir les ingrédients dans un bocal.
c) Emballez la purée dans un bocal propre, en appuyant dessus pour vous assurer que la saumure recouvre la purée.
d) Placez une cartouche, si vous en utilisez, puis vissez fermement le couvercle et conservez le pot à température ambiante pour qu'il fermente pendant 5 jours. Faire roter le pot tous les jours.
e) Une fois la fermentation terminée, filtrez la purée en réservant $\frac{1}{4}$ de tasse de saumure.
f) Mélanger la purée, l'eau, la saumure réservée, le vinaigre, le jus de citron vert

et le sucre dans un robot culinaire ou un mélangeur. Mixer légèrement jusqu'à ce que le tout soit bien mélangé mais pas complètement réduit en purée. Pour une version légèrement plus épaisse, vous pouvez ignorer l'étape de pulsation et simplement mélanger les ingrédients à la main.

g) Conservez l'ají picante dans un récipient hermétique au réfrigérateur jusqu'à 1 an.

h) Mélanger 1 cuillère à soupe d'huile pour 1 tasse de sauce juste avant de servir.

7. Heau chili awaïenne

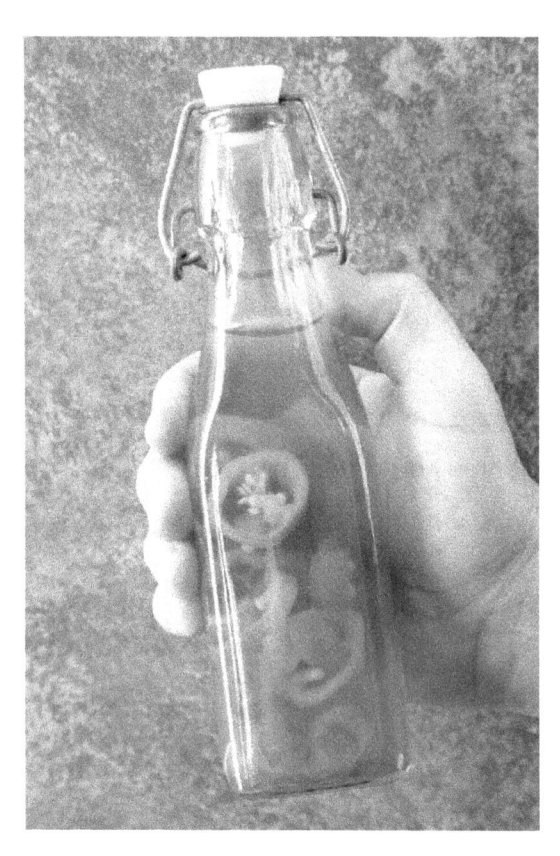

DONNE 12 ONCES

- 1½ onces (environ 6) de piments hawaïens frais ou de piments habanero, équeutés et coupés en lanières
- 1 morceau (1 pouce) de gingembre frais, tranché
- 2 gousses d'ail, écrasées
- 2½ tasses d'eau non chlorée
- 2 cuillères à soupe de sel d'alaea (traditionnel) ou de sel non iodé
- ½ tasse de vinaigre blanc
- ½ tasse de saumure réservée

Les directions:

a) Dans un bocal propre, mélanger les piments, le gingembre et l'ail.
b) Dans un récipient séparé, préparez une saumure en mélangeant l'eau et le sel.
c) Placez un poids, si vous en utilisez, puis versez la saumure dans le pot, en laissant au moins 1 pouce d'espace libre. Bien visser le couvercle et conserver le bocal à température ambiante à l'abri de la lumière directe du soleil pour fermenter pendant 1 semaine. Faire roter le pot tous les jours.
d) Une fois la fermentation terminée, filtrez le ferment en réservant ½ tasse de saumure.
e) Placez le ferment, le vinaigre et la saumure réservée dans un robot culinaire ou un mélangeur. Pulser jusqu'à ce que les ingrédients soient finement hachés.
f) Conservez l'eau chili au réfrigérateur jusqu'à 1 an.

PRODUITS LAITIERS FERMENTÉS

8. Yaourt Végétalien Traditionnel

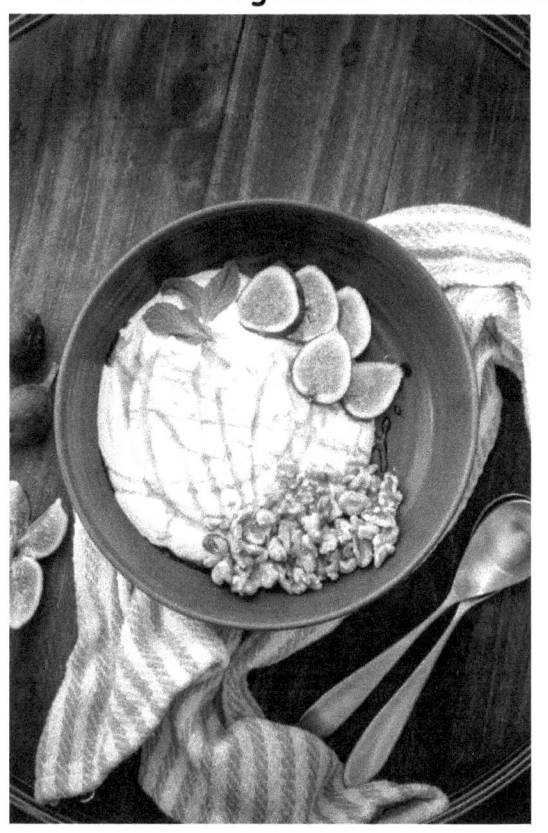

Donne environ 2 à 2½ tasses

Ingrédients:

- 2 tasses de noix de cajou crues non salées
- 3 tasses d'eau filtrée
- 1 cuillère à café de sirop d'érable pur ou de nectar d'agave
- 2 gélules probiotiques ou ½ cuillère à café de poudre probiotique

Les directions:

a) Mélanger les noix de cajou, l'eau et le sirop ou le nectar jusqu'à consistance lisse. Verser dans une casserole moyenne et chauffer à feu doux jusqu'à ce qu'il soit chaud mais pas brûlant.

b) Une fois qu'il est tiède, versez le lait de cajou dans un récipient propre et non métallique comme un bol en verre ou un pot en céramique.

c) Ajoutez le contenu des gélules probiotiques (en jetant les enveloppes de gélules vides) ou de la poudre probiotique au lait de cajou. Mélanger les ingrédients ensemble jusqu'à ce qu'ils soient combinés.

d) Couvrez le récipient et laissez-le reposer dans un endroit chaud pendant huit à dix heures, ou plus si vous préférez un yaourt plus piquant.

e) Prélevez le yogourt épaissi et réservez le lactosérum pour un autre usage.

9. Crème de coco de culture

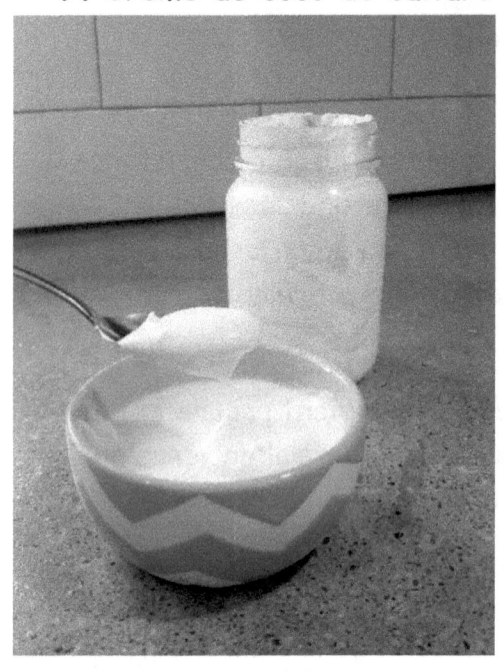

Donne environ 1 tasse

Ingrédients:

- Une boîte de lait de coco de 14 onces (lait de coco ordinaire, pas les versions «légères» ou faibles en gras)
- 1 gélule probiotique ou ¼ cuillère à café de poudre probiotique

Les directions:

a) Dans un petit bol en verre ou en céramique muni d'un couvercle, videz la boîte de lait de coco. (N'utilisez pas de bol en métal, car le métal peut inhiber le processus de culture.) Si la crème et l'eau se sont séparées, mélangez-les.

b) Incorporer le contenu de la gélule probiotique (jeter l'enveloppe vide de la gélule) ou la poudre probiotique.

c) Couvrez le bol avec un chiffon propre et laissez reposer dans un endroit chaud et non dérangé pendant huit à dix heures. Retirer le torchon, couvrir le bol avec un couvercle et réfrigérer.

d) Une fois le mélange refroidi pendant au moins une heure, la crème de noix de coco est prête à l'emploi. Le mélange se sera séparé pendant le processus de culture/refroidissement, et la crème de noix de coco est la couche supérieure épaisse.

e) Prélevez la crème et utilisez-la immédiatement ou transférez-la dans un autre récipient en verre à couvercle et conservez-la au réfrigérateur jusqu'à ce que vous soyez prêt à l'utiliser.

f) Le liquide plus fin sous la crème peut être conservé et ajouté aux smoothies et aux jus ou utilisé comme "entrée" pour cultiver d'autres aliments. La crème et le liquide de démarrage dureront environ une semaine au réfrigérateur.

10. Yaourt Fermenté Maison

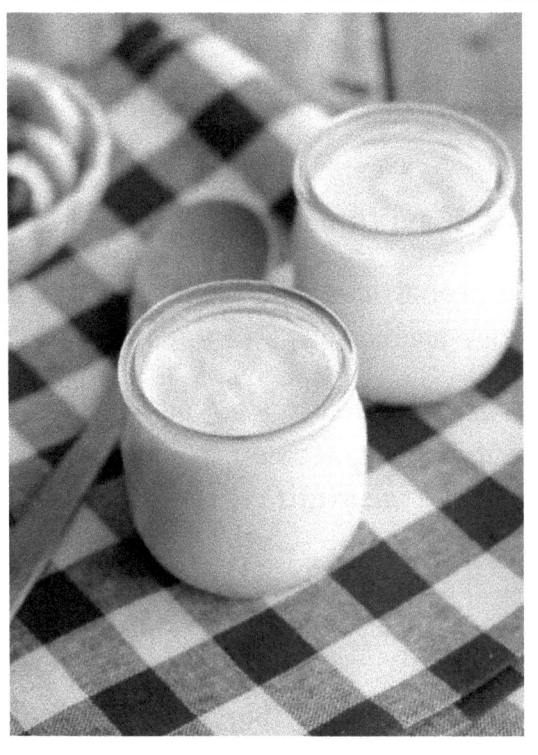

Donne environ 1 pinte/litre

Ingrédients:

- 3 tasses de noix de cajou crues non salées
- 2 tasses d'eau filtrée
- 1 gélule probiotique ou $\frac{1}{4}$ cuillère à café de poudre probiotique
- Arilles de grenade (graines) ou cerises dénoyautées surgelées ou fraîches pour la garniture (facultatif)

Les directions:

a) Dans un bol moyen en verre ou en céramique avec un couvercle, mélanger les noix de cajou avec l'eau et verser le contenu de la capsule probiotique (en jetant l'enveloppe vide de la capsule) ou la poudre probiotique. Mélanger les ingrédients ensemble jusqu'à ce qu'ils soient combinés.

b) Fixez le couvercle et laissez reposer pendant huit à vingt-quatre heures, selon l'acidité que vous aimez pour votre yogourt.

c) Réduire en purée les ingrédients dans un mélangeur jusqu'à consistance lisse, puis remettre le yogourt dans le bol. Garnir d'arilles de grenade ou de cerises si désiré, et déguster immédiatement, ou réfrigérer jusqu'à quatre jours.

11. Crème sans produits laitiers

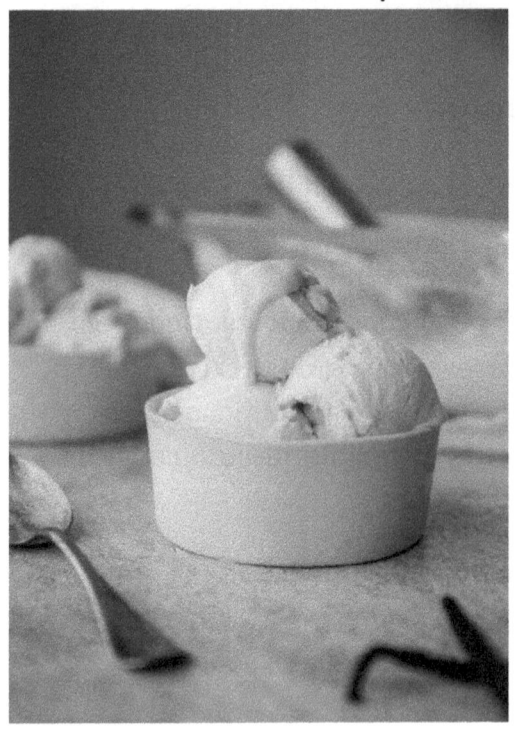

Donne environ 1½ tasse

Ingrédients :

- ½ tasse de lait d'amande
- 1 tasse de noix de cajou crues non salées
- 2 dattes Medjool fraîches, dénoyautées et hachées grossièrement
- 2 gélules probiotiques ou ½ cuillère à café de poudre probiotique

Les directions:

a) Dans un bol en verre ou en céramique avec couvercle, mélanger le lait d'amande, les noix de cajou et les morceaux de datte. Ajouter le contenu de la capsule probiotique (en jetant l'enveloppe vide de la capsule) ou la poudre probiotique et incorporer au mélange de noix de cajou.

b) Couvrez le bol et laissez-le reposer dans un cadre chaud et tranquille pendant huit à dix heures ou jusqu'à ce que vous obteniez le goût acidulé souhaité.

c) Mélanger les ingrédients jusqu'à ce qu'ils soient lisses, en ajoutant une petite quantité d'eau si nécessaire pour permettre le mélange. Servir immédiatement ou réfrigérer jusqu'à une semaine.

12. Rejuvelac sans gluten, sans produits laitiers

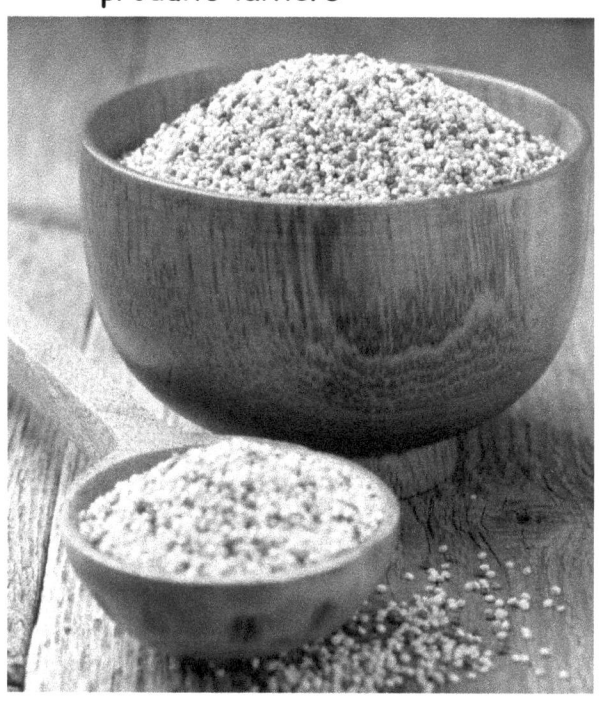

Donne 3 tasses

Ingrédients:

- ½ tasse de grains de sarrasin entiers (ou autres grains entiers de votre choix)
- 3 tasses d'eau filtrée

Les directions:

a) Placez les grains dans un bocal en verre de 1 litre et ajoutez juste assez d'eau pour couvrir. Placez une double couche d'étamine sur l'embouchure du bocal et fixez-la en place avec un élastique. Laissez les grains tremper pendant huit heures ou toute la nuit; égoutter en jetant le liquide.

b) Ajoutez 3 tasses d'eau filtrée, couvrez d'une étamine fraîche et fixez-la avec un élastique. Placez le pot dans un endroit chaud mais à l'abri de la lumière directe du soleil pendant un à trois jours. L'eau deviendra blanchâtre et trouble et développera une saveur légèrement acidulée.

c) Égouttez les grains; ceux-ci peuvent être réutilisés pour faire un deuxième lot de rejuvelac si vous le souhaitez. Couvrez le liquide avec un couvercle et conservez-le au réfrigérateur jusqu'à deux semaines.

13.   Fromage au yaourt

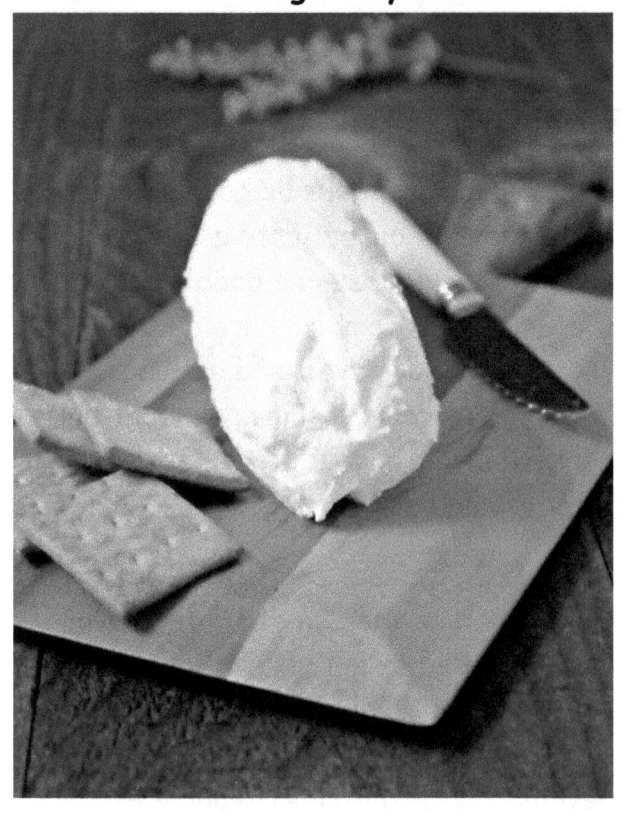

Donne environ 1 pinte/litre

Ingrédients:

- 3 tasses de noix de cajou crues non salées
- 2 tasses d'eau filtrée
- 1 gélule probiotique ou ¼ cuillère à café de poudre probiotique

Les directions:

a) Dans un bol moyen en verre ou en céramique avec un couvercle, mélanger les noix de cajou et l'eau et ajouter le contenu de la capsule probiotique, en jetant l'enveloppe vide de la capsule ou la poudre probiotique ; mélanger jusqu'à ce qu'ils soient combinés. Couvrir et laisser reposer pendant huit à vingt-quatre heures, selon le piquant que vous aimez pour votre fromage au yogourt.

b) Réduire les ingrédients en purée dans un mélangeur jusqu'à consistance lisse. Placez un tamis recouvert d'une étamine au-dessus d'un bol profond pour permettre à l'excès d'eau de s'égoutter du yogourt.

c) Versez le yaourt dans le tamis tapissé d'étamine et laissez-le reposer pendant quelques heures jusqu'à ce qu'il atteigne l'épaisseur désirée. Vous devrez peut-être presser doucement l'excès d'humidité pour vous assurer que le yogourt s'épaissit suffisamment.

d) Placez le fromage au yogourt dans un moule tapissé d'étamine de votre choix et réfrigérez pendant quatre à six heures ou jusqu'à ce qu'il soit ferme. Vous pouvez tirer les bords de l'étamine par-dessus si vous préférez, mais ce n'est pas nécessaire. Retirez le fromage du moule, puis décollez l'étamine. Servir.

e) Se conserve au réfrigérateur dans un récipient couvert jusqu'à une semaine.

14. Fromage fermier aux amandes

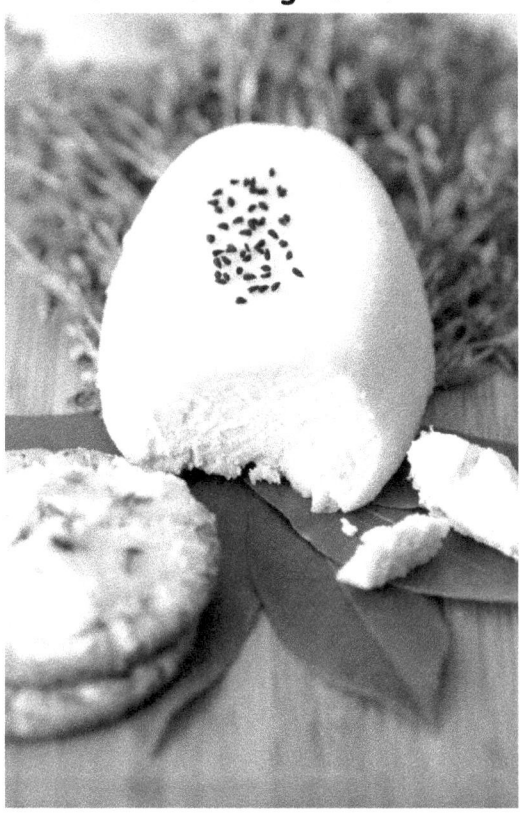

Donne 1 petit bloc

Ingrédients:

- 1 litre/litre de lait d'amande non sucré
- 1 cuillère à soupe de vinaigre de cidre de pomme du commerce ou fait maison
- Herbes fraîches, hachées
- 1 cuillère à café de sel de mer non raffiné

Les directions:

a) Dans une casserole moyenne, chauffer le lait à feu doux, en remuant de temps en temps pour éviter qu'il ne brûle ou qu'il ne colle. Lorsqu'il semble que le lait d'amande est sur le point de bouillir, retirez du feu; si vous préférez utiliser un thermomètre à bonbons ou à conserve (ce n'est pas nécessaire), retirez la casserole du feu lorsque le lait atteint 180 à 190 °F.

b) Ajouter le vinaigre, remuer doucement pendant quelques secondes, puis laisser reposer quelques minutes.

c) Pendant que le vinaigre travaille, tapisser une passoire avec une étamine. Une fois que le caillé et le lactosérum se sont séparés, versez-les au-dessus d'un évier si vous voulez jeter le lactosérum ou sur un grand bol si vous préférez conserver le lactosérum pour une utilisation ultérieure.

d) Pliez l'excédent d'étamine sur le caillé et placez un poids propre dessus; laissez-le reposer pendant une à deux heures pour extraire le petit-lait restant. Alternativement, attachez simplement les coins de l'étamine et laissez le caillé reposer pendant une à deux heures pour continuer à s'égoutter.

e) Si vous utilisez des herbes, ajoutez-les au fromage après l'avoir filtré et avant de mettre le fromage dans un moule (voir étape suivante). Alternativement, vous pouvez tapisser le fond du moule avec les herbes de votre choix.

f) Incorporer le sel jusqu'à ce qu'il soit bien combiné avec le fromage, et placer le fromage dans un moule ou un petit bol en verre ou en céramique et laisser reposer au réfrigérateur pendant quatre à six heures.

g) Servir immédiatement ou conserver dans un plat couvert au réfrigérateur jusqu'à une semaine.

15. Fromage Noix Thym

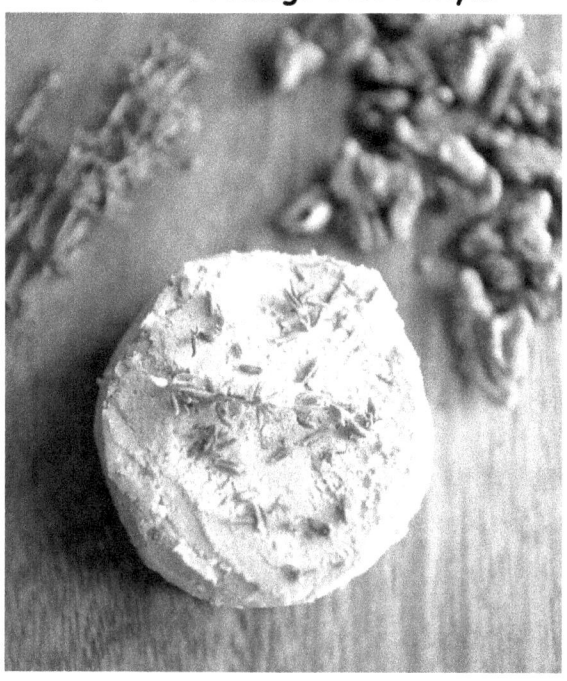

Donne 1 petit bloc

Ingrédients :

- 1 tasse de noix crues non salées
- ¼ tasse d'eau filtrée
- 2 gélules de probiotiques ou ½ cuillère à café de poudre probiotique
- 1 cuillère à café d'huile d'olive extra vierge
- Trois brins de thym frais de 2 pouces, plus quelques autres pour la garniture (facultatif)
- 1 cuillère à café de sel de mer non raffiné
- ½ tasse d'huile de noix de coco

Les directions :

a) Dans un petit bol en verre ou en céramique, mélanger les noix et l'eau. Videz le contenu des gélules probiotiques ou de la poudre probiotique dans le bol et mélangez.

b) Couvrir et laisser reposer dans un endroit chaud et non dérangé pendant deux jours.

c) Dans une petite poêle à feu doux à moyen, faire revenir l'huile d'olive et le thym jusqu'à ce que les brins soient légèrement croustillants (environ 3 à 5 minutes). Retirer du feu. Une fois refroidis, retirez les feuilles de thym des brins et saupoudrez-les au fond d'un petit plat en verre.

d) Verser le mélange de noix dans un mélangeur, ajouter le sel et l'huile de noix de coco et mélanger jusqu'à ce qu'il soit complètement lisse; versez-le dans le plat en verre recouvert de feuilles de thym. Réfrigérer, à découvert, jusqu'à ce qu'il soit pris

e) Retirez délicatement le fromage du bol en verre et servez à l'envers afin que les feuilles de thym soient sur le dessus du fromage. Garnir de brins de thym si désiré. Il se conserve au réfrigérateur, couvert, environ un mois.

16. Fromage Bracotta

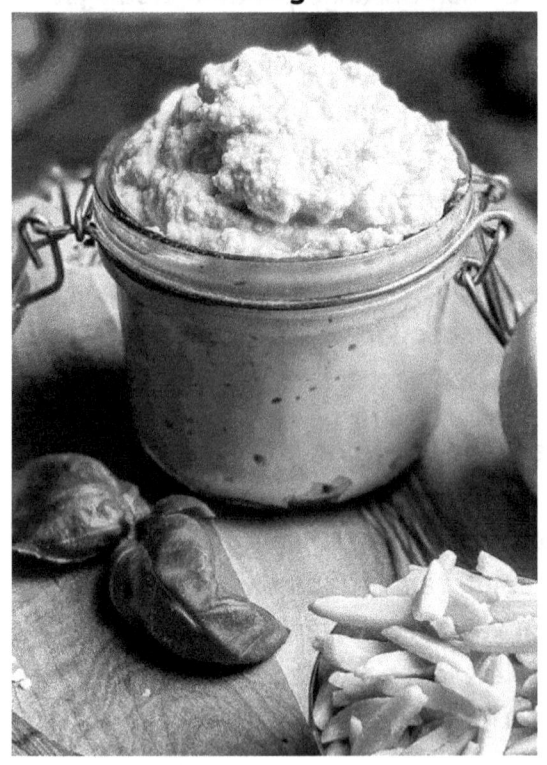

Donne environ 3 tasses ou 1 bloc de taille moyenne

Ingrédients:

- 1 tasse de noix du Brésil crues non salées
- 1 tasse de noix de cajou crues non salées
- 1 tasse d'eau filtrée
- 2 gélules probiotiques ou ½ cuillère à café de poudre probiotique
- ⅓ tasse d'huile de noix de coco
- 1 cuillère à café de sel de mer non raffiné
- 1 cuillère à soupe d'eau filtrée

Les directions:

a) Dans un bol petit à moyen avec un couvercle, mélanger les noix du Brésil, les noix de cajou et la tasse d'eau. Videz le contenu des suppléments probiotiques (en jetant les enveloppes vides des gélules) ou de la poudre probiotique dans le bol et mélangez.

b) Laisser le mélange en culture pendant vingt-quatre à quarante-huit heures ; le temps de fermentation plus long développera une saveur plus forte pour le fromage.

c) Versez le mélange noix du Brésil-noix de cajou dans un mixeur. Ajouter l'huile, le sel et 1 cuillère à soupe d'eau et mélanger jusqu'à consistance lisse; cela peut nécessiter des efforts et un temps de mélange plus long pour assurer une texture uniformément lisse.

d) Verser le mélange dans un moule tapissé d'étamine de votre choix. Couvrir et réfrigérer jusqu'à ce qu'il soit pris (au moins deux à quatre heures).

e) Retirez le fromage du moule et déballez-le de l'étamine. Servir. Réfrigérer dans un récipient couvert jusqu'à trois semaines.

17. Fromage à la crème de macadamia

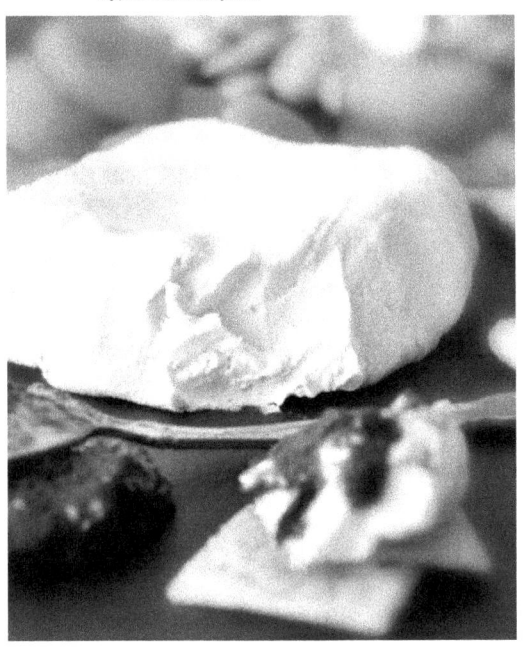

Donne 1 petit bloc

Ingrédients:

- ½ tasse de noix de macadamia crues non salées
- ½ tasse de noix de cajou crues non salées
- ½ tasse d'eau filtrée, plus 3 cuillères à soupe
- 1 gélule probiotique ou ¼ cuillère à café de poudre probiotique
- 3 dattes Medjool fraîches dénoyautées
- ⅓ tasse d'huile de noix de coco
- ¼ cuillère à café de sel de mer non raffiné

Les directions:

a) Dans un bol en verre ou en céramique, mélanger les noix de macadamia, les noix de cajou, ½ tasse d'eau et la capsule probiotique (jeter l'enveloppe de la capsule vide) ou la poudre probiotique ; remuer jusqu'à homogénéité et couvrir. Dans un autre bol, mélanger les dattes avec les 3 cuillères à soupe d'eau restantes et couvrir. Laissez les deux reposer toute la nuit pendant douze heures.

b) Dans un mélangeur, combiner les deux mélanges, ajouter le sel et mélanger jusqu'à consistance lisse. Ajouter l'huile de coco et continuer à mixer. Vous devrez peut-être appuyer plusieurs fois sur les ingrédients avec une spatule pour assurer une consistance crémeuse et lisse. Verser dans un plat ou un moule tapissé d'une étamine.

c) Réfrigérer pendant une à deux heures, ou jusqu'à ce qu'il soit pris. Servir. Conserver au réfrigérateur, couvert, jusqu'à un mois.

18.   Fromage fumé vieilli

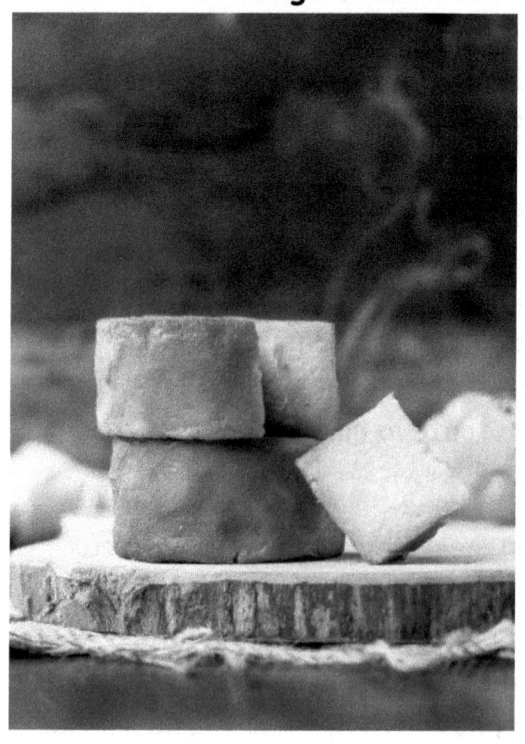

Donne 1 bloc de taille moyenne

Ingrédients:

- 2 tasses de noix de cajou crues non salées
- 1 tasse d'eau filtrée
- 2 gélules probiotiques ou ½ cuillère à café de poudre probiotique
- ½ tasse d'huile de noix de coco
- 4 cuillères à thé de sel de mer non raffiné fumé, divisées

Les directions:

a) Dans un bol en verre ou en céramique avec un couvercle, mélanger les noix de cajou et l'eau, et vider les capsules probiotiques (en jetant les enveloppes de capsules vides) ou la poudre probiotique dans le mélange noix de cajou-eau, et remuer jusqu'à ce qu'elles soient combinées. Couvrir et laisser reposer pendant vingt-quatre heures.

b) Verser les noix de cajou de culture et leur liquide dans un blender. Ajouter l'huile et 2 cuillères à café de sel et mélanger jusqu'à consistance lisse. Vous devrez peut-être appuyer plusieurs fois sur les ingrédients avec une spatule pour assurer une consistance crémeuse et lisse.

c) Versez le mélange de fromage dans un bol recouvert d'une étamine qui a la forme que vous aimeriez que le fromage fini soit. Réfrigérer pendant quatre à six heures, ou jusqu'à ce qu'il soit ferme. Retirez le fromage du bol et retirez l'étamine.

d) Frottez doucement les 2 cuillères à café de sel restantes sur toute la surface du fromage, y compris le fond. Placez délicatement le fromage sur une grille dans un endroit frais, sombre et tranquille, et laissez le fromage sécher à l'air libre pendant sept à vingt-huit jours, ou plus si vous le souhaitez.

e) Après avoir vieilli le fromage, réfrigérez et servez, ou conservez-le dans un récipient couvert au réfrigérateur jusqu'à un mois.

19. Fromage miso vieilli

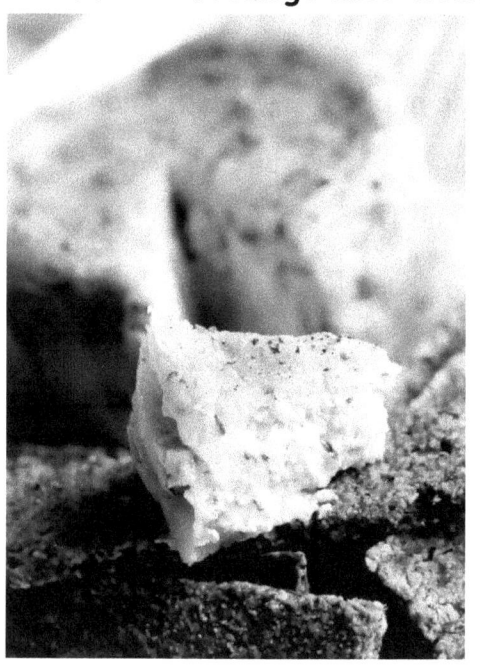

Donne 1 bloc de taille moyenne

Ingrédients:

- 2 tasses de noix de cajou crues non salées
- 1 tasse d'eau filtrée
- 1 cuillère à soupe de miso noir
- 3 cuillères à café de sel de mer non raffiné, divisé
- ½ tasse d'huile de noix de coco

Les directions:

a) Dans un bol en verre ou en céramique avec un couvercle, mélanger les noix de cajou, l'eau et le miso, et remuer jusqu'à ce qu'ils soient combinés. Couvrir et laisser reposer pendant vingt-quatre heures.

b) Verser les noix de cajou de culture dans un blender. Ajouter 1 cuillère à café de sel ainsi que l'huile et mélanger jusqu'à consistance lisse. Vous devrez peut-être appuyer plusieurs fois sur les ingrédients avec une spatule pour assurer une consistance crémeuse et lisse.

c) Versez le mélange de fromage dans un bol recouvert d'une étamine qui a la forme que vous aimeriez que le fromage fini soit. Réfrigérer pendant quatre à six heures, ou jusqu'à ce qu'il soit ferme. Retirez le fromage du bol et retirez l'étamine.

d) Frottez doucement les 2 cuillères à café de sel restantes sur toute la surface du fromage, y compris le fond. Placez-le soigneusement sur une grille dans un endroit frais, sombre et non dérangé, et laissez le fromage sécher à l'air libre pendant sept à vingt-huit jours, ou plus si vous le souhaitez.

e) Après avoir vieilli le fromage, réfrigérez et servez, ou conservez-le dans un récipient couvert au réfrigérateur jusqu'à un mois.

20. Fromage Savorella vieilli

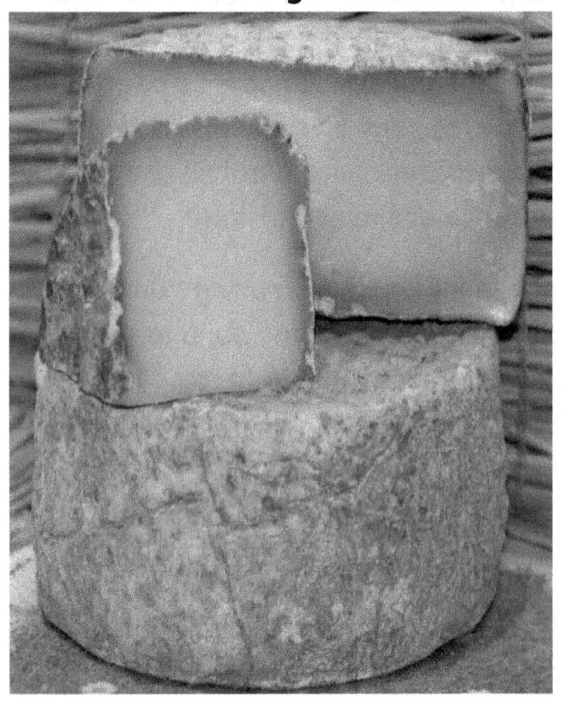

Donne 1 bloc de taille moyenne

Ingrédients:

- 2 tasses de noix de cajou crues non salées
- ⅔ tasse d'eau filtrée
- ⅓ tasse de saumure de choucroute
- 3 cuillères à café de sel de mer non raffiné, divisé
- ½ tasse d'huile de noix de coco

Les directions:

a) Dans un bol en verre ou en céramique avec un couvercle, mélanger les noix de cajou, l'eau et la saumure et bien mélanger. Couvrir et laisser reposer pendant vingt-quatre heures.

b) Verser les noix de cajou de culture et leur liquide dans un blender. Ajouter 1 cuillère à café de sel ainsi que l'huile et mélanger jusqu'à consistance lisse. Vous devrez peut-être appuyer plusieurs fois sur les ingrédients avec une spatule pour assurer une consistance crémeuse et lisse.

c) Versez le mélange de fromage dans un bol recouvert d'une étamine qui a la forme que vous aimeriez que le fromage fini soit. Réfrigérer pendant quatre à six heures, ou jusqu'à ce qu'il soit ferme. Retirer du bol et décoller l'étamine.

d) Frottez doucement les 2 cuillères à café de sel restantes sur toute la surface du fromage, y compris le fond. Placez-le soigneusement sur une grille dans un endroit frais, sombre et tranquille, et laissez le fromage sécher à l'air pendant deux semaines.

e) Après avoir vieilli le fromage, réfrigérez et servez, ou conservez-le dans un récipient couvert au réfrigérateur jusqu'à un mois.

CHOUCROUTE & PICKLES

21.   Choucroute de base

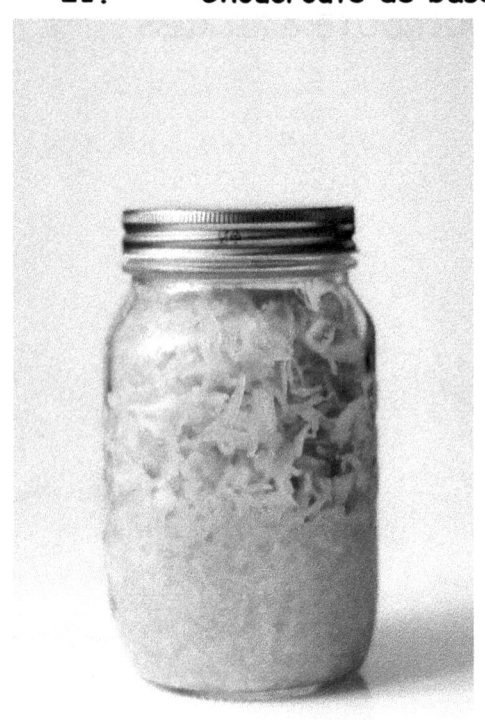

Donne environ 3 à 4 pintes

Ingrédients :

- 2 choux verts petits à moyens, râpés
- 1 cuillère à soupe de baies de genévrier, grossièrement concassées
- 3 cuillères à soupe de sel de mer fin non raffiné
- 1 pinte (ou litre) d'eau filtrée

Les directions:

a) Placez le chou vert dans un grand pot propre ou un grand bol en verre ou en céramique; poussez-le vers le bas avec votre poing propre ou une cuillère en bois pour libérer le jus. Ajouter une pincée de baies de genévrier tout au long du processus d'ajout de chou.

b) Dans un pichet ou une grande tasse à mesurer, dissoudre le sel dans l'eau en remuant si nécessaire pour favoriser la dissolution du sel. Versez l'eau salée sur le chou jusqu'à ce qu'il soit submergé, en laissant quelques centimètres d'espace en haut pour que le chou se dilate.

c) Placez une assiette qui s'adapte à l'intérieur du pot ou du bol sur le mélange chou-eau et pesez-le avec des poids de sécurité alimentaire ou un bol ou un bocal d'eau, en vous assurant que les légumes restent immergés sous la saumure pendant leur fermentation.

d) Couvrir avec un couvercle ou un chiffon et laisser fermenter pendant au moins deux semaines, en vérifiant périodiquement pour s'assurer que le mélange de chou est toujours immergé sous la ligne d'eau.

e) Au bout de deux semaines, la choucroute sera encore assez croquante ; si vous aimez une choucroute plus traditionnelle, laissez-la fermenter plus longtemps pour ramollir davantage le chou.

f) Si de la moisissure se forme à la surface du pot, retirez-la simplement. Cela ne gâchera pas la choucroute à moins qu'elle ne pénètre plus profondément dans le pot. Il peut se former là où le mélange rencontre l'air, mais il se forme rarement plus profondément à l'intérieur du pot.

g) Après deux semaines, ou plus si vous préférez, étalez la choucroute dans des bocaux ou un bol, couvrez et placez au réfrigérateur, où elle se conservera au moins quelques mois à un an.

22.   Choucroute épicée

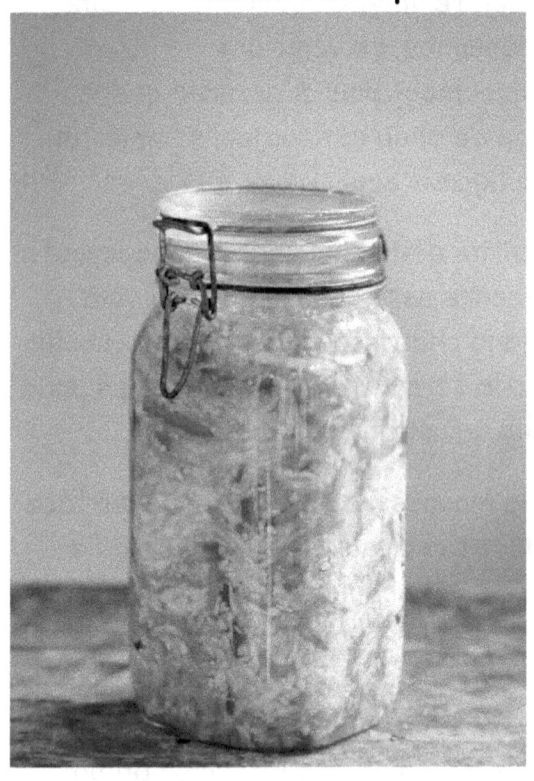

Donne environ 2 pintes

Ingrédients:

- 1 gros ou 2 petits choux verts émincés
- 6 piments de Cayenne entiers séchés ou frais (ou plus pour une choucroute plus piquante)
- 3 gousses d'ail, hachées
- 4 cuillères à soupe de sel de mer fin non raffiné ou 8 cuillères à soupe de gros sel de mer non raffiné
- 1 pinte (ou litre) d'eau filtrée

Les directions:

a) Dans un grand pot propre ou un grand bol en verre ou en céramique, superposez le chou vert, les piments et l'ail jusqu'à ce que le pot soit plein ou que vous ayez utilisé tous les ingrédients.

b) À l'aide d'une cuillère en bois ou de votre poing propre, appuyez sur le mélange de chou pour le rendre plus compact et libérer le jus.

c) Dans un pichet ou une grande tasse à mesurer, dissoudre le sel dans l'eau, en remuant si nécessaire pour favoriser la dissolution du sel. Versez l'eau salée sur le mélange de chou jusqu'à ce que les ingrédients soient submergés, en laissant quelques centimètres d'espace en haut pour que les ingrédients se dilatent.

d) Placez une assiette qui tient à l'intérieur du pot ou du bol sur le mélange chou-eau et pesez-le avec des poids de sécurité alimentaire ou un bol ou un bocal d'eau, en vous assurant que les légumes restent immergés sous la saumure eau-sel pendant leur fermentation.

e) Couvrir avec un couvercle ou un chiffon et laisser fermenter pendant au moins deux semaines, en vérifiant périodiquement pour s'assurer que le mélange de chou est toujours immergé sous la ligne d'eau.

f) Si de la moisissure se forme à la surface, retirez-la simplement. Cela ne gâchera pas la choucroute à moins qu'elle ne pénètre plus profondément dans le pot. Il peut se former là où le mélange rencontre l'air, mais il se forme rarement plus profondément à l'intérieur du pot.

g) Après deux semaines, ou plus si vous préférez une choucroute de Tanger, étalez la choucroute dans des bocaux ou un bol, couvrez et placez au réfrigérateur, où elle durera généralement au moins un an. Servir garni de tranches de piments, si désiré.

23. Choucroute au brocoli en cinq minutes

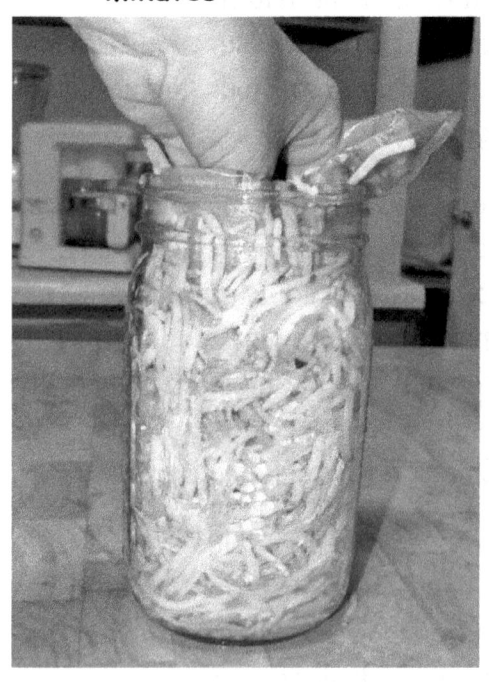

Donne environ 1 litre

Ingrédients:

- 1 paquet (10 onces ou 282 mg) de mélange de salade de chou au brocoli
- 1 poivron rouge, évidé et coupé en julienne
- 1 piment jalapeño, évidé et coupé en julienne
- 3 cuillères à soupe de sel de mer fin non raffiné ou 6 cuillères à soupe de gros sel de mer non raffiné
- 1 pinte (ou litre) d'eau filtrée

Les directions:

a) Dans un grand pot propre ou un grand bol en verre ou en céramique, alternez les couches de salade de brocoli, de poivron et de piment jalapeño à l'intérieur du pot jusqu'à ce que le mélange soit à environ 1 à 2 pouces du haut du pot ou du bol ou jusqu'à ce que vous ayez utilisé tous les ingrédients.

b) Poussez les légumes vers le bas avec votre poing propre ou une cuillère en bois pour libérer le jus au fur et à mesure.

c) Dans un pichet ou une grande tasse à mesurer, dissoudre le sel dans l'eau, en remuant si nécessaire pour favoriser la dissolution du sel. Versez l'eau salée sur le mélange de légumes jusqu'à ce que les ingrédients soient submergés, en laissant quelques centimètres d'espace en haut pour que les légumes se dilatent.

d) Placez une assiette qui tient à l'intérieur du pot ou du bol sur le mélange d'eau de légumes et pesez-la avec des poids de sécurité alimentaire ou un bol ou un bocal d'eau, en vous assurant que les légumes restent immergés sous la saumure pendant leur fermentation.

e) Couvrir avec un couvercle ou un chiffon et laisser fermenter pendant au moins deux semaines, en vérifiant périodiquement pour s'assurer que le mélange de chou est toujours immergé sous la ligne d'eau. Au bout de deux semaines, la choucroute sera encore assez croquante ; si vous aimez une choucroute plus traditionnelle, laissez-la fermenter plus longtemps pour ramollir davantage le chou.

f) Si de la moisissure se forme à la surface, retirez-la simplement. Cela ne gâchera pas la choucroute à moins qu'elle ne pénètre plus profondément dans le pot. Il peut se former là où le mélange rencontre l'air, mais il se forme rarement plus profondément à l'intérieur du pot.

g) Après une semaine, ou plus si vous préférez une choucroute au goût de tarte, étalez la choucroute dans des bocaux ou un bol, couvrez et placez au réfrigérateur, où elle se conservera au moins quelques mois à un an.

24. Choucroute à l'ananas

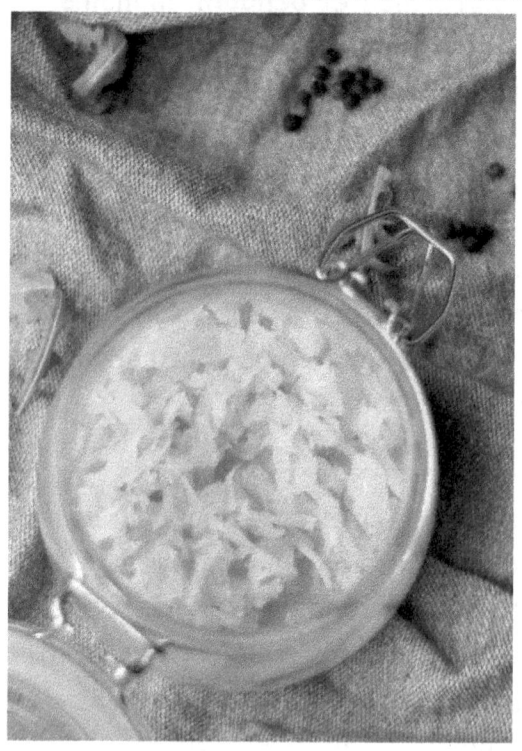

Donne environ 3 pintes

Ingrédients:

- 1 ananas moyen, le dessus, le cœur et la peau retirés, coupé en julienne
- 1 chou pommé moyen, finement râpé
- 2 carottes moyennes, râpées
- ¼ petit oignon, râpé
- 3 cuillères à soupe de sel de mer fin non raffiné ou 6 cuillères à soupe de gros sel de mer non raffiné
- 2 pintes (ou litres) d'eau filtrée
- Brins de coriandre pour la décoration (facultatif)

Les directions:

a) Dans un grand pot propre de 4 pintes ou un grand bol en verre ou en céramique, alternez les couches d'ananas, de chou, de carottes et d'oignon jusqu'à ce que le mélange soit à environ 1 à 2 pouces du haut du pot ou du bol ou jusqu'à ce que vous ayez utilisé tous les ingrédients. Appuyez sur les légumes avec votre poing propre ou une cuillère en bois pour libérer le jus au fur et à mesure.

b) Dans un pichet ou une grande tasse à mesurer, dissoudre le sel dans l'eau, en remuant si nécessaire pour favoriser la dissolution du sel. Versez l'eau salée sur le mélange d'ananas jusqu'à ce que les ingrédients soient submergés, en laissant quelques centimètres d'espace en haut pour que les ingrédients se dilatent.

c) Placez une assiette qui s'adapte à l'intérieur du pot ou du bol sur le mélange ananas-eau et pesez-la avec des poids de sécurité alimentaire ou un bol ou un bocal d'eau, en vous assurant que les fruits et légumes restent immergés sous la saumure pendant leur fermentation.

d) Couvrir avec un couvercle ou un chiffon et laisser fermenter pendant au moins deux semaines, en vérifiant périodiquement que le mélange d'ananas est toujours immergé sous la ligne d'eau.

e) Au bout de deux semaines, la choucroute sera encore assez croquante ; si vous aimez une choucroute plus traditionnelle, laissez-la fermenter plus longtemps pour ramollir davantage le chou.

f) Si de la moisissure se forme à la surface, retirez-la simplement. Cela ne gâchera pas la choucroute à moins qu'elle ne pénètre plus profondément dans le pot. Il peut se former là où le mélange rencontre l'air, mais il se forme rarement plus profondément à l'intérieur du pot.

g) Après deux semaines, ou plus si vous préférez une choucroute tanger, étalez la choucroute dans des bocaux ou un bol, couvrez et placez au réfrigérateur, où elle durera au moins quelques mois à un an. Servir garni de brins de coriandre, si désiré.

25. Choucroute Violette

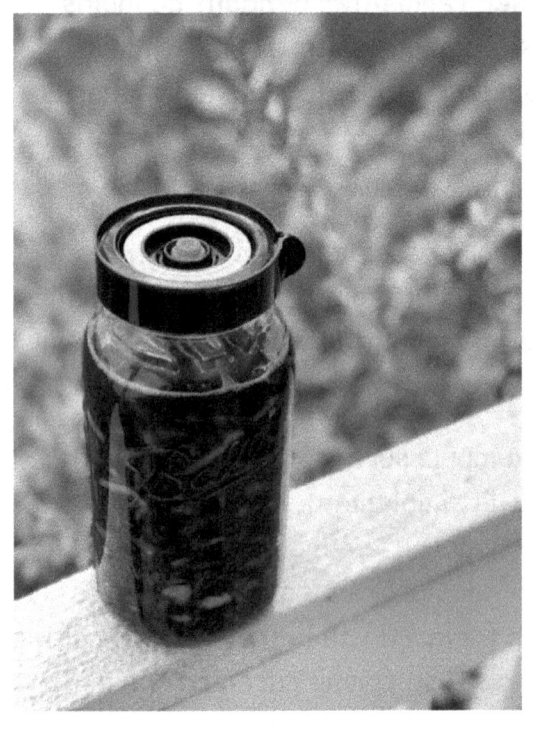

Donne environ 2 à 2 ½ pintes

Ingrédients:

- 1 petit chou vert pommé, râpé
- 1 petit chou violet, râpé
- 2 pommes, tranchées finement
- 3 cuillères à soupe de sel de mer fin non raffiné ou 6 cuillères à soupe de gros sel de mer non raffiné
- 1 pinte (ou litre) d'eau filtrée

Les directions:

a) Dans un grand pot propre ou un grand bol en verre ou en céramique, superposez le chou vert, le chou violet et les pommes jusqu'à ce que le mélange soit à environ 1 à 2 pouces du haut du pot ou du bol ou que vous ayez utilisé tous les ingrédients.

b) Appuyez sur le mélange de chou et de pomme avec votre poing propre ou une cuillère en bois pour le rendre plus compact et pour libérer le jus au fur et à mesure.

c) Dans un pichet ou une grande tasse à mesurer, dissoudre le sel dans l'eau, en remuant si nécessaire pour favoriser la dissolution du sel. Versez l'eau salée sur le mélange chou-pomme jusqu'à ce que les ingrédients soient submergés, en laissant quelques centimètres d'espace en haut pour que les ingrédients se dilatent.

d) Placez une assiette qui tient à l'intérieur du pot ou du bol sur le mélange chou-pomme-eau et pesez-la avec des poids de sécurité alimentaire ou un bol ou un bocal d'eau, en vous assurant que les légumes restent immergés sous la saumure pendant leur fermentation.

e) Couvrir avec un couvercle ou un linge et laisser fermenter pendant au moins deux semaines, en vérifiant périodiquement que le mélange chou-pomme est toujours immergé sous la ligne d'eau. Au bout de deux semaines, la choucroute sera encore assez croquante ; si vous aimez une choucroute plus traditionnelle, laissez-la fermenter plus longtemps pour ramollir davantage le chou.

f) Si de la moisissure se forme à la surface, retirez-la simplement. Cela ne gâchera pas la choucroute à moins qu'elle ne pénètre plus profondément dans le pot. Il peut se former là où le mélange rencontre l'air, mais il se forme rarement plus profondément à l'intérieur du pot.

g) Après deux semaines, ou plus si vous préférez une choucroute de Tanger, étalez la choucroute dans des bocaux ou un bol, couvrez et placez au réfrigérateur, où elle durera généralement au moins un an.

26. Cornichons fermentés à l'aneth épicé

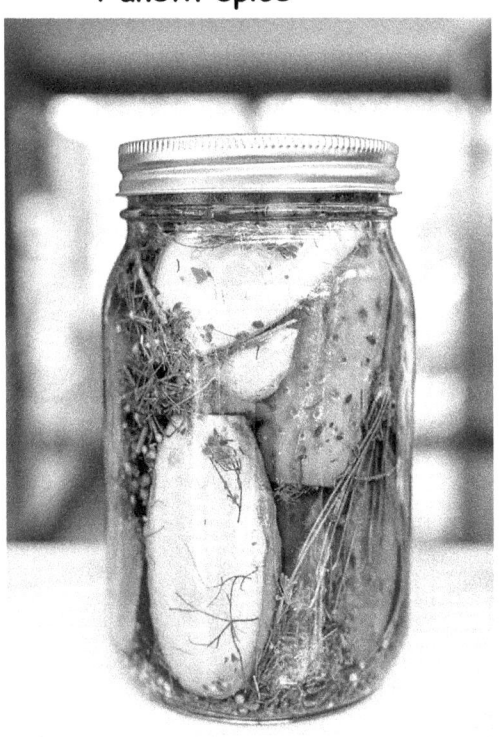

Donne environ 2 pintes

Ingrédients:

- 4 gros ou 6 moyens concombres ou concombres citron, coupés en quatre sur la longueur
- 3 piments de Cayenne séchés
- 2 gousses d'ail
- 4 brins d'aneth frais
- 3 cuillères à soupe de sel de mer fin non raffiné ou 6 cuillères à soupe de gros sel de mer non raffiné
- 1½ pinte (ou litre) ou 6 tasses d'eau filtrée

Les directions:

a) Dans un grand pot propre ou un grand bol en verre ou en céramique, mélanger les concombres, les piments, l'ail et l'aneth.

b) Dans un pichet ou une grande tasse à mesurer, dissoudre le sel dans l'eau, en remuant si nécessaire pour favoriser la dissolution du sel. Versez l'eau salée sur le mélange de concombre jusqu'à ce que les ingrédients soient submergés, en laissant quelques centimètres d'espace en haut pour que les ingrédients se dilatent.

c) Placez une assiette qui tient à l'intérieur du pot ou du bol sur le mélange de concombre et d'eau et pesez-la avec des poids de sécurité alimentaire ou un bol ou un bocal d'eau, en vous assurant que les légumes restent immergés sous la saumure pendant leur fermentation.

d) Couvrir avec un couvercle ou un torchon et laisser fermenter pendant cinq à sept jours, ou plus si vous préférez un goût plus piquant ; vérifier périodiquement le mélange pour s'assurer qu'il est toujours immergé sous la ligne de flottaison.

e) Si de la moisissure se forme à la surface, retirez-la simplement. Il ne gâchera pas les cornichons à moins qu'il ne pénètre plus profondément à l'intérieur du pot. Il peut se former là où le mélange rencontre l'air, mais il se forme rarement plus profondément à l'intérieur du pot.

f) Après une semaine, ou plus si vous préférez un cornichon plus piquant, répartissez les cornichons dans des bocaux ou un bol, couvrez et placez au réfrigérateur, où ils dureront généralement jusqu'à un an.

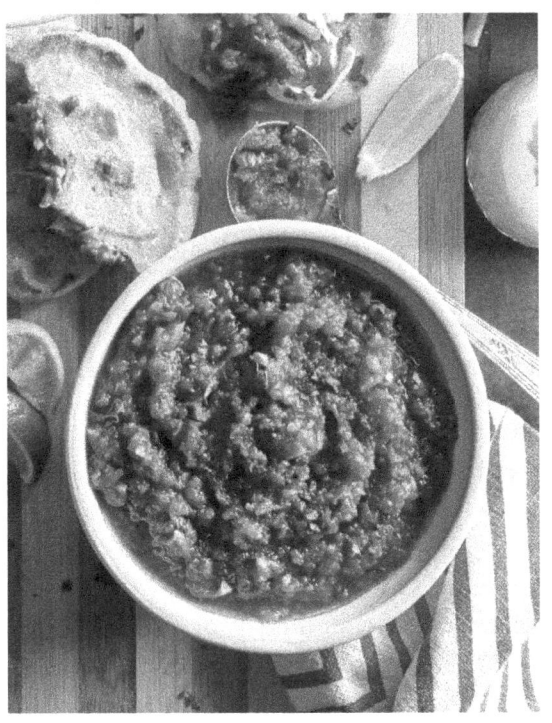

27.   salsa salvadorienne

Donne environ 1 pinte/litre

Ingrédients:

- ½ chou vert
- 1 à 2 carottes
- 1 pomme verte, évidée et coupée en quartiers
- Un morceau de gingembre frais de 2 pouces
- ½ piment de Cayenne
- ½ petit oignon violet
- Un morceau de curcuma frais de 2 pouces
- 3 cuillères à soupe de sel de mer fin non raffiné ou 6 cuillères à soupe de gros sel de mer non raffiné
- 1 pinte (ou litre) d'eau filtrée

Les directions:

a) À l'aide d'un robot culinaire avec une lame à râper grossière, râper le chou, les carottes, la pomme, le gingembre, le piment, l'oignon et le curcuma.

b) Transférer dans un pot ou un grand bol en verre ou en céramique et bien mélanger.

c) Dans un pichet ou une grande tasse à mesurer, dissoudre le sel dans l'eau, en remuant si nécessaire pour favoriser la dissolution du sel. Versez l'eau salée sur le mélange de salsa jusqu'à ce que les ingrédients soient submergés, en laissant quelques centimètres d'espace en haut pour que les ingrédients se dilatent.

d) Placez une assiette qui tient à l'intérieur du pot ou du bol sur le mélange de salsa et d'eau et pesez-la avec des poids de sécurité alimentaire ou un bol ou un bocal d'eau, en vous assurant que les légumes restent immergés sous la saumure pendant leur fermentation.

e) Couvrir avec un couvercle ou un chiffon et laisser fermenter pendant cinq à sept jours, en vérifiant périodiquement pour s'assurer que le mélange de salsa est toujours immergé sous la ligne d'eau.

f) Après une semaine, répartissez la salsa dans des bocaux ou un bol, couvrez et placez au réfrigérateur, où elle durera généralement jusqu'à un an.

28. Carottes à l'anis étoilé

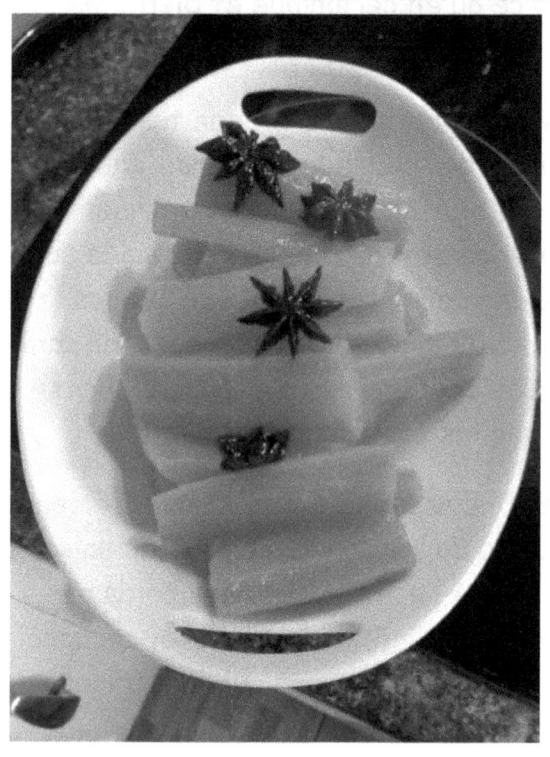

Donne environ 1 pinte/litre

Ingrédients:

- 1½ livre de carottes, râpées
- 3 gousses entières d'anis étoilé
- 3 cuillères à soupe de sel de mer fin non raffiné ou 6 cuillères à soupe de gros sel de mer non raffiné
- 1 pinte (ou litre) d'eau filtrée

Les directions:

a) Dans une mijoteuse moyenne propre ou un bol moyen en verre ou en céramique, mélanger les carottes et l'anis étoilé.

b) Dans un pichet ou une grande tasse à mesurer, dissoudre le sel dans l'eau, en remuant si nécessaire pour favoriser la dissolution du sel.

c) Versez l'eau salée sur le mélange de carottes jusqu'à ce que les ingrédients soient submergés, en laissant quelques centimètres d'espace en haut pour que les ingrédients se dilatent.

d) Placez une assiette qui tient à l'intérieur du pot ou du bol sur le mélange de carottes et d'eau et pesez-la avec des poids de sécurité alimentaire ou un bol ou un bocal d'eau, en vous assurant que les carottes restent immergées sous la saumure pendant leur fermentation.

e) Couvrir avec un couvercle ou un chiffon et laisser fermenter pendant sept jours, en vérifiant périodiquement que le mélange de carottes est toujours immergé sous la ligne d'eau.

f) Si de la moisissure se forme à la surface, retirez-la simplement. Il ne gâchera pas les carottes à moins qu'il ne pénètre plus profondément à l'intérieur du pot. Il peut se former là où le mélange rencontre l'air, mais il se forme rarement plus profondément à l'intérieur du pot.

g) Après une semaine, répartissez les carottes dans des bocaux ou un bol, couvrez et placez au réfrigérateur, où elles dureront généralement jusqu'à un an.

29. Oignons cultivés

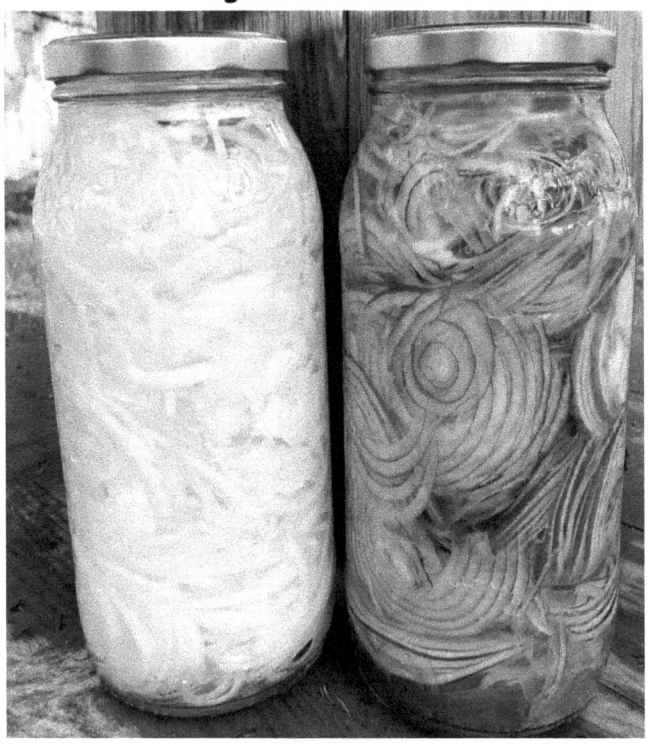

Donne environ 2 tasses

Ingrédients:

- 2 petits oignons ou 1 gros oignon, coupé en fines tranches
- 1 cuillère à soupe plus 1 cuillère à café de sel de mer fin non raffiné
- 1 tasse d'eau filtrée

Les directions:

a) Placer les oignons dans un petit bocal hermétique. Dans une tasse à mesurer, dissoudre le sel dans l'eau en remuant si nécessaire pour favoriser la dissolution du sel.

b) Versez l'eau salée sur les oignons dans le bocal jusqu'à ce que les ingrédients soient submergés, en laissant un peu d'espace en haut pour que les oignons se dilatent.

c) Peser avec un petit ramequin, un poids alimentaire ou des poids de fermentation.

d) Couvrir avec un couvercle ou un torchon et laisser fermenter pendant deux à sept jours. Des temps de fermentation plus courts donnent des oignons plus forts, et des temps de fermentation plus longs adoucissent le goût de l'oignon et augmentent la teneur en probiotiques.

e) Après le temps de fermentation souhaité, retirez les poids, scellez et conservez au réfrigérateur, où les oignons durent généralement jusqu'à un an.

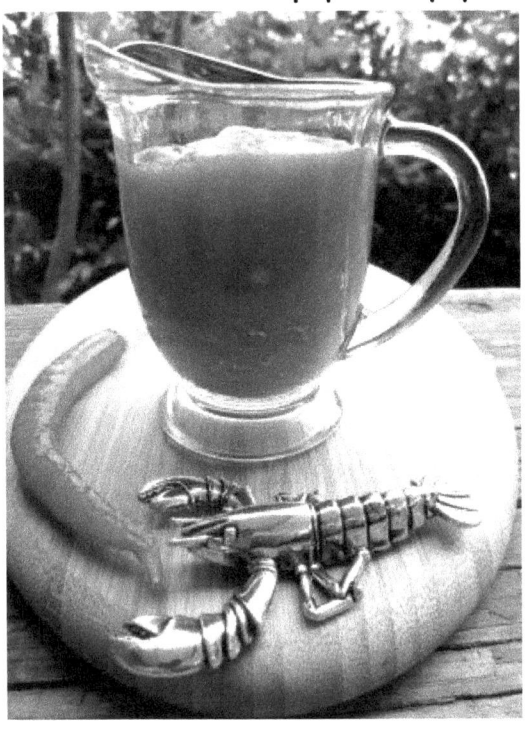

30.   Sauce piquante piquante

Donne environ 2 à 3 tasses

Ingrédients:

- 1 livre de piments rouges
- 4 cuillères à soupe de sel de mer fin non raffiné ou 8 cuillères à soupe de gros sel de mer non raffiné
- 5 tasses d'eau filtrée

Les directions:

a) Lavez les piments et placez-les dans un bocal en verre ou en céramique à large ouverture ou dans un bol.

b) Dans un pichet ou une grande tasse à mesurer, dissoudre le sel dans l'eau, en remuant si nécessaire pour favoriser la dissolution du sel. Versez l'eau salée sur les piments jusqu'à ce qu'ils soient submergés, en laissant quelques centimètres d'espace en haut pour que les ingrédients se dilatent.

c) Placez une assiette qui tient à l'intérieur du bocal ou du bol sur le mélange piment-eau et alourdissez-la avec des poids de sécurité alimentaire ou un petit bol ou un bocal d'eau, en vous assurant que les piments restent immergés sous la saumure pendant leur fermentation.

d) Couvrir avec un couvercle ou un chiffon et laisser fermenter pendant sept jours, en vérifiant périodiquement pour s'assurer que les piments sont toujours immergés sous la ligne d'eau. Égoutter la saumure, la réserver pour l'ajouter, au besoin, aux piments pour obtenir la consistance de sauce piquante désirée.

e) Placez les piments dans un mélangeur et mélangez avec suffisamment de saumure pour obtenir une sauce piquante légèrement plus fine que vous ne le souhaiteriez; il va s'épaissir au fur et à mesure. Verser dans un bocal ou un bol, couvrir et réfrigérer, où il devrait durer environ un mois.

31. Salade hachée fermentée

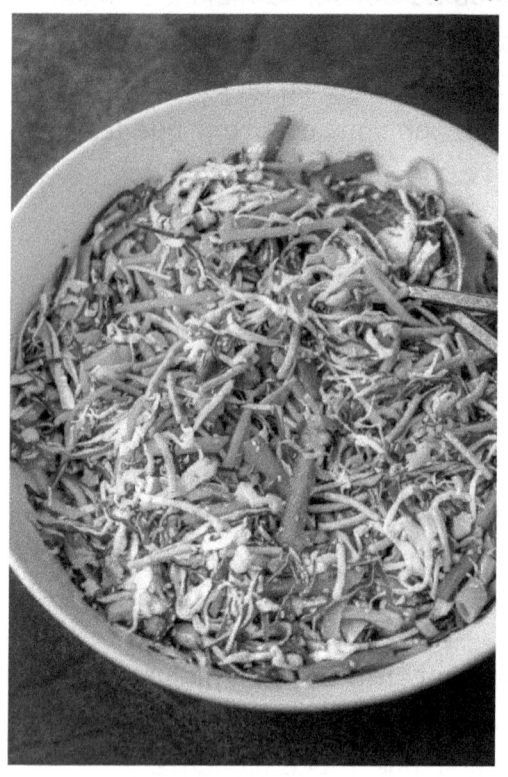

Donne environ 6 tasses

Ingrédients:

- 1 radis, haché finement
- ½ petit oignon, haché finement
- 1 navet, coupé en morceaux de ½ pouce
- 1 carotte, coupée en morceaux de ½ pouce
- 3 petites pommes, coupées en morceaux de ½ pouce
- Une poignée de haricots verts, coupés en longueurs de 1 pouce
- 1 rutabaga, coupé en morceaux de ½ pouce
- 1 à 2 feuilles de vigne, feuilles de chou frisé ou autres grands légumes verts à feuilles (facultatif)
- 3 cuillères à soupe de sel de mer fin non raffiné ou 6 cuillères à soupe de gros sel de mer non raffiné
- 1 pinte (ou litre) d'eau filtrée

Les directions:

a) Dans un bol moyen, mélanger le radis, l'oignon, le navet, la carotte, les pommes, les haricots verts et le rutabaga; transférer dans un petit pot. Placez les feuilles de vigne ou d'autres légumes-feuilles sur le dessus des ingrédients de la salade hachés pour aider à les maintenir sous la saumure, et alourdissez-les avec des poids de sécurité alimentaire ou un bocal ou un bol d'eau.

b) Dans un pichet ou une grande tasse à mesurer, dissoudre le sel dans l'eau, en remuant si nécessaire pour favoriser la dissolution du sel. Versez la saumure sur la salade, couvrez avec un couvercle ou un torchon et laissez fermenter pendant une semaine.

c) Retirez les poids, puis retirez et jetez les feuilles de vigne ou autres légumes-feuilles. Servir dans des bocaux ou un bol, couvrir et réfrigérer, où la salade devrait durer de six mois à un an.

32. Bouchées de concombre et cornichon à l'aneth

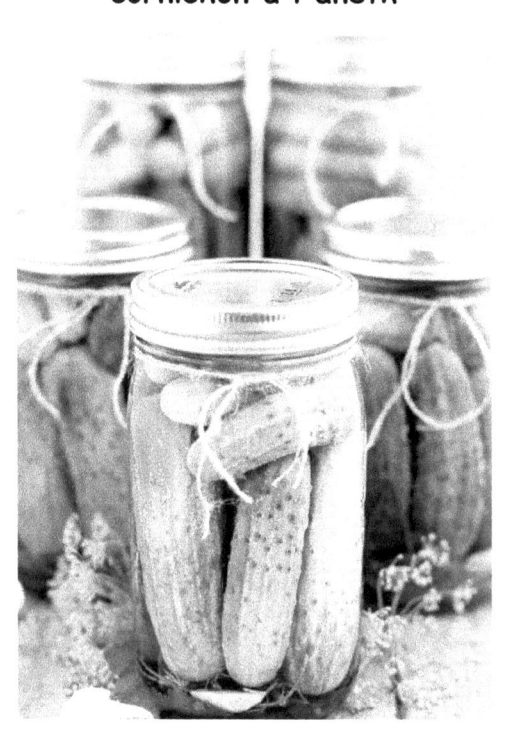

Donne environ 4 tasses

Ingrédients:

- 1 gros concombre ou 2 à 3 concombres au citron, coupés en morceaux de 1 à 2 pouces
- 2 à 3 brins moyens d'aneth frais
- 3 cuillères à soupe de sel de mer fin non raffiné ou 6 cuillères à soupe de gros sel de mer non raffiné
- 1 pinte (ou litre) d'eau filtrée

Les directions:

a) Placez les concombres dans un grand pot Mason, en intercalant des brins d'aneth au fur et à mesure. Pesez les concombres avec un poids propre de qualité alimentaire à l'intérieur du pot Mason.

b) Dans un pichet ou une grande tasse à mesurer, dissoudre le sel dans l'eau, en remuant si nécessaire pour favoriser la dissolution du sel.

c) Versez l'eau salée sur les concombres jusqu'à ce qu'ils soient submergés, en laissant de la place en haut pour que les ingrédients se dilatent.

d) Couvrir avec un couvercle et laisser fermenter pendant cinq à sept jours, ou jusqu'à ce que les concombres aient atteint l'acidité désirée.

e) Retirez les poids, replacez le couvercle et réfrigérez, où les cornichons dureront de six mois à un an.

33. Cornichons de courgettes

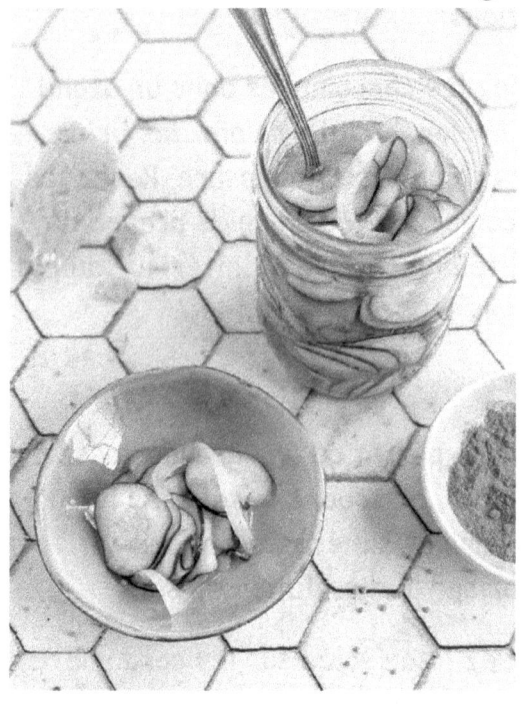

Donne environ 8 tasses

Ingrédients:

- ½ cuillère à café de graines de coriandre entières
- ½ piment de Cayenne séché, écrasé
- 2 clous de girofle entiers
- ½ cuillère à café de graines d'anis
- ½ cuillère à café de graines de moutarde
- ½ cuillère à café de curcuma moulu
- ¼ cuillère à café de poivre moulu
- 2 grandes ou 4 petites courgettes, coupées en morceaux de 1 pouce ou en lances longues et fines, d'environ 3 pouces de long, ½ pouce de diamètre
- 3 cuillères à soupe de sel de mer fin non raffiné ou 6 cuillères à soupe de gros sel de mer non raffiné
- 2 pintes (ou litres) d'eau filtrée

Les directions:

a) Mélanger la coriandre, le piment, les clous de girofle, l'anis, la moutarde, le curcuma et le poivre dans un pot petit à moyen. Ajouter les courgettes et remuer pour combiner. Pesez les courgettes avec des poids propres et sans danger pour les aliments ou un bocal ou un bol d'eau.

b) Dans un pichet ou une grande tasse à mesurer, dissoudre le sel dans l'eau, en remuant si nécessaire pour favoriser la dissolution du sel. Versez l'eau salée dans le pot jusqu'à ce que les ingrédients soient submergés, en laissant quelques centimètres d'espace en haut pour que les ingrédients se dilatent.

c) Couvrir avec un couvercle ou un chiffon et laisser fermenter pendant cinq à sept jours, ou jusqu'à ce qu'il ait atteint l'acidité désirée. Retirez les poids, mettez dans des bocaux ou un bol, couvrez et réfrigérez, où les cornichons devraient durer de six mois à un an.

34. Cornichons à tacos

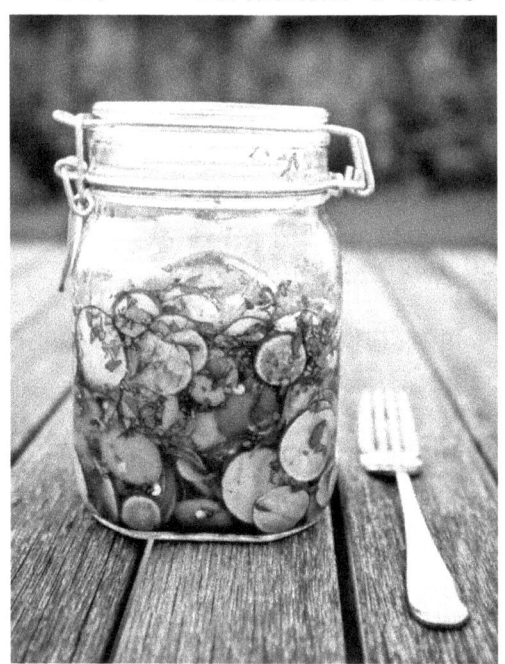

Donne environ 1 pinte/litre

Ingrédients:

- ½ chou-fleur moyen, haché grossièrement en morceaux d'environ la taille d'un nickel
- ¼ de chou, haché grossièrement
- 1 carotte moyenne, hachée grossièrement
- ½ piment jalapeño, haché finement
- ¼ poivron rouge, haché grossièrement
- ½ branche de céleri, hachée grossièrement
- 1 cuillère à soupe de poudre de curcuma
- 1 pinte (ou litre) d'eau filtrée
- 3 cuillères à soupe de sel de mer fin non raffiné ou 6 cuillères à soupe de gros sel de mer non raffiné

Les directions:

a) Dans un pot petit à moyen, mélanger le chou-fleur, le chou, la carotte, le jalapeño, le poivron et le céleri, et mélanger jusqu'à ce qu'ils soient bien mélangés.

b) Dans un petit bol ou un pichet, mélanger la poudre de curcuma, l'eau et le sel jusqu'à ce que le sel de mer soit dissous. Versez le mélange d'eau salée sur les légumes hachés jusqu'à ce que les ingrédients soient submergés, en laissant quelques centimètres d'espace en haut pour que les ingrédients se dilatent. Pesez les légumes avec des poids propres et sans danger pour les aliments ou un bocal ou un bol d'eau pour garder les légumes immergés. Couvrir avec un couvercle ou un torchon et laisser fermenter pendant cinq jours.

c) Retirez les poids, transférez les légumes et un peu de saumure dans des bocaux ou un bol, couvrez et réfrigérez, où cela devrait durer jusqu'à un an.

35. Kimchi Blanc

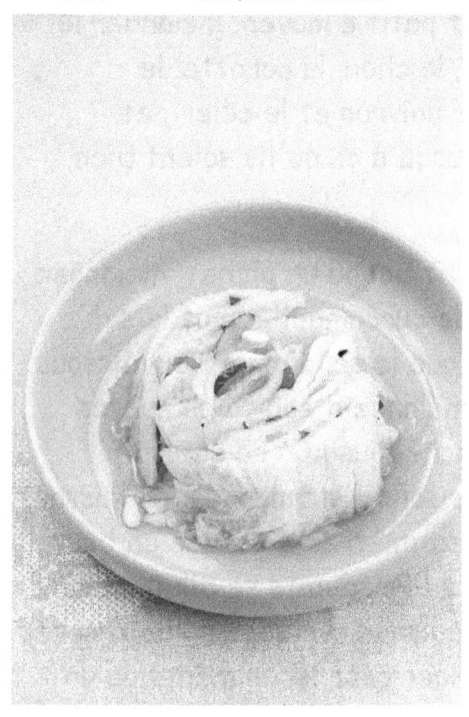

Donne environ 4 pintes

Ingrédients:

- 1 gros chou Napa (environ 2½ livres), coupé en quatre, avec la tige retirée, et coupé en morceaux de 1 pouce

- 1 grosse carotte, coupée en julienne en lanières de 2 pouces de long

- 1 gros radis noir espagnol ou 3 radis rouges coupés en julienne

- 1 poivron rouge, épépiné, évidé et coupé en julienne

- 3 brins d'oignon vert ou de ciboulette, hachés en morceaux de 1 pouce

- 2 poires (j'utilise des poires rouges, mais vous pouvez utiliser n'importe quel type disponible), équeutées, épépinées et coupées en quartiers

- 3 gousses d'ail, pelées

- ½ petit oignon, coupé en quatre

- 1 pouce de gingembre frais

- 3 cuillères à soupe de sel de mer fin non raffiné ou 6 cuillères à soupe de gros sel de mer non raffiné

- 6 tasses d'eau filtrée

Les directions:

a) Dans un grand bol, mélanger le chou, la carotte, le radis, le poivron et les oignons verts.

b) Mélanger les poires, l'ail, l'oignon et le gingembre dans un robot culinaire et réduire en purée. Verser le mélange de poires sur les légumes hachés. Ajouter le sel et mélanger tous les légumes ensemble jusqu'à ce qu'ils soient uniformément enrobés de purée de poire et de sel.

c) Placer le mélange de légumes dans un grand pot et verser l'eau dessus.

d) Placez une assiette qui s'adapte à l'intérieur de la mijoteuse pour couvrir les légumes et maintenez-les immergés.

e) Placez des poids de sécurité alimentaire ou un bol en verre ou un bocal rempli d'eau sur le dessus de l'assiette pour garder les légumes immergés.

f) Couvrir avec un couvercle et conserver dans un endroit frais et non dérangé pendant environ une semaine ou jusqu'à ce qu'il ait atteint le niveau de piquant souhaité.

g) Transférer dans des bocaux ou un bol, couvrir et réfrigérer, où le kimchi devrait durer jusqu'à un an.

CULTURES DE FRUITS & VINAIGRES

36. Chutney aux pêches épicées de culture

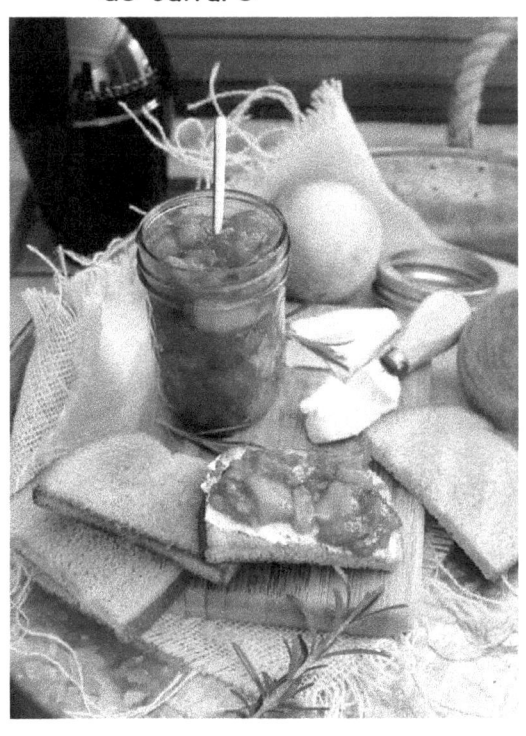

Donne environ 2 à 3 tasses

Ingrédients:

- ½ petit oignon, haché (environ ⅓ tasse haché) et sauté
- 2 pêches moyennes, dénoyautées et hachées grossièrement
- ½ cuillère à café de sel de mer non raffiné
- Pincée de poivre noir
- ⅛ cuillère à café de clous de girofle
- ¼ cuillère à café de poudre de curcuma
- ½ cuillère à café de coriandre moulue
- ½ cuillère à café de cannelle
- 1 piment de Cayenne, séché et écrasé
- 3 cuillères à soupe de lactosérum, 2 capsules probiotiques ou ½ cuillère à café de poudre probiotique

Les directions:

a) Mélanger tous les ingrédients dans un bol; si vous utilisez des gélules de probiotiques, videz le contenu dans le mélange de fruits et jetez les enveloppes de gélules vides.

b) Remuer jusqu'à ce qu'il soit bien mélangé. Versez le mélange dans un pot Mason d'un demi-litre avec un couvercle, couvrez et laissez à température ambiante pendant environ douze heures.

c) Réfrigérer, où il devrait se conserver environ quatre jours.

37. Pêches sucrées à la vanille

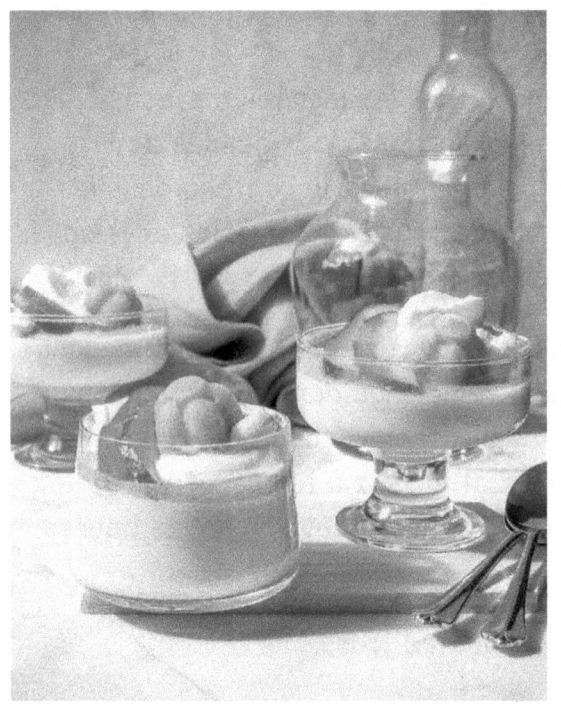

Donne environ 5 tasses

Ingrédients:

- 5 pêches moyennes, dénoyautées et hachées grossièrement (environ 5 tasses hachées)
- $\frac{1}{2}$ cuillère à café de poudre de vanille
- $\frac{1}{2}$ cuillère à café de poudre de cardamome (facultatif)
- 1 cuillère à soupe de sirop d'érable pur
- 2 cuillères à soupe de lactosérum

Les directions:

a) Dans un grand bol, combiner tous les ingrédients et bien mélanger. Versez le mélange dans un pot Mason de 1 litre, couvrez et laissez reposer pendant douze heures.

b) Réfrigérer, où il devrait se conserver pendant quatre jours.

38. Vinaigre de pommetier

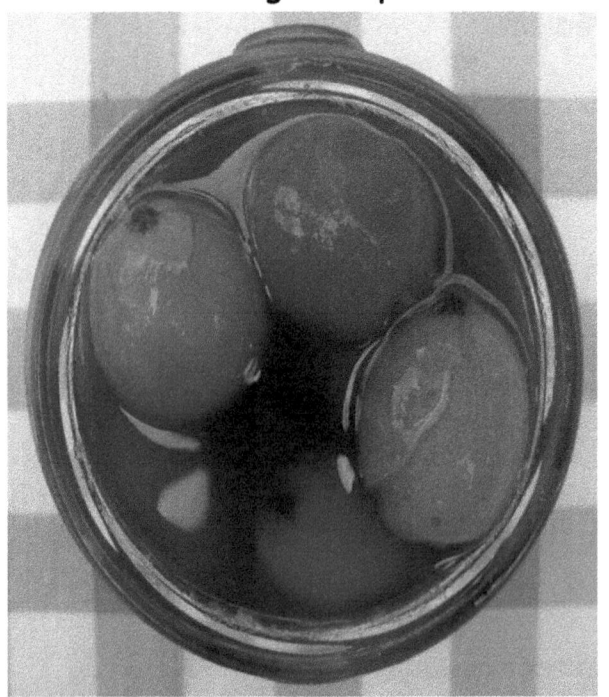

Donne environ 1 pinte/litre

Ingrédients:

- ½ tasse de sucre de coco
- 1 pinte (ou litre) d'eau filtrée
- Environ 2 livres de pommettes

Les directions:

a) Dans un pichet ou une grande tasse à mesurer, mélanger le sucre et l'eau, en remuant si nécessaire pour favoriser la dissolution du sucre.

b) Placez les pommettes dans un bocal de 1 litre soigneusement nettoyé avec une large ouverture, en laissant environ 1 pouce au sommet du bocal. Versez la solution d'eau sucrée sur les pommettes en laissant environ ¾ de pouce en haut du bocal. Les pommettes flotteront vers le haut et certaines ne seront pas submergées, mais ce n'est pas grave.

c) Couvrez l'ouverture avec quelques couches d'étamine propre et attachez un élastique autour de l'embouchure du bocal ou du pot pour maintenir l'étamine en place.

d) Chaque jour, retirez l'étamine et remuez pour couvrir les pommettes avec la solution d'eau sucrée, recouvrez avec l'étamine lorsque vous avez terminé. Cela doit être fait tous les jours pour s'assurer que les pommes ne moisissent pas pendant le processus de fermentation.

e) Au bout de deux semaines, égouttez les pommettes en réservant le liquide; vous pouvez ajouter les pommettes à votre compost. Verser le liquide dans une bouteille et sceller avec un couvercle ou un bouchon hermétique. Le vinaigre se conserve environ un an.

39. Vinaigre de pomme

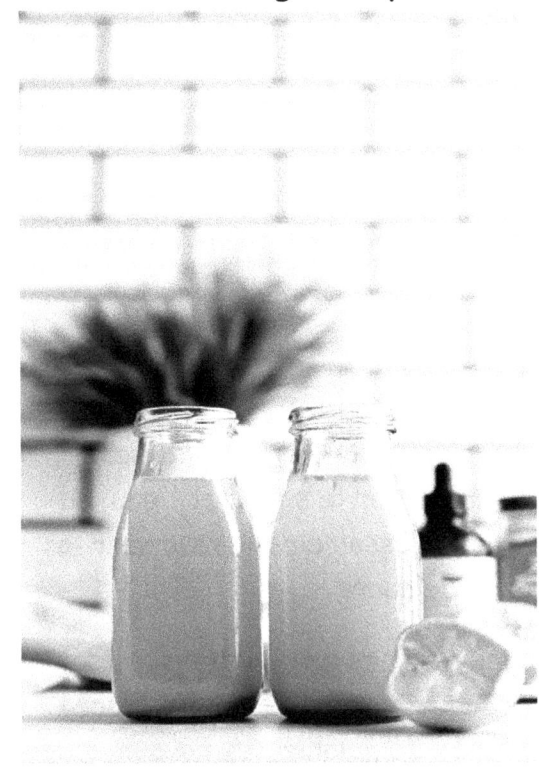

Donne environ $\frac{1}{2}$ à 1 pinte/litre

Ingrédients:

- $\frac{1}{2}$ tasse de sucre de coco
- 1 litre d'eau filtrée
- 4 pommes, trognons et peaux inclus

Les directions:

a) Dans un pichet ou une grande tasse à mesurer, mélanger le sucre et l'eau, en remuant si nécessaire pour favoriser la dissolution du sucre.

b) Coupez les pommes en quartiers, puis coupez chaque morceau en deux. Placez les morceaux de pomme, les noyaux et les peaux inclus, dans un pot ou un pot de 1 à 2 pintes, en laissant environ 1 à 2 pouces au sommet du pot.

c) Verser la solution sucre-eau sur les pommes, en laissant environ $\frac{3}{4}$ de pouce au sommet du bocal. Les pommes flotteront vers le haut et certaines ne seront pas submergées, mais ce n'est pas grave.

d) Couvrez l'ouverture avec quelques couches d'étamine propre et attachez un élastique autour de l'embouchure du bocal ou du pot pour maintenir l'étamine en place.

e) Chaque jour, retirez l'étamine et remuez pour couvrir les pommes avec la solution d'eau sucrée, recouvrez avec l'étamine lorsque vous avez terminé. Vous devez le faire tous les jours pour vous assurer que les pommes ne moisissent pas pendant le processus de fermentation.

f) Au bout de deux semaines, égouttez les pommes en réservant le liquide; vous pouvez ajouter les pommes à votre compost. Verser le liquide dans une bouteille et sceller avec un couvercle ou un bouchon hermétique. Le vinaigre se conserve environ un an.

g) Passez-les dans un presse-agrumes électrique pour faire du jus de pomme. Si vous n'avez pas de presse-agrumes, coupez simplement les pommes en quartiers et réduisez-les en purée dans un robot culinaire.

h) puis poussez la pulpe de pomme à travers un tamis doublé de mousseline ou un sac de mousseline pour retirer les fibres du jus.

i) Versez le jus dans des cruches ou des bouteilles en verre propres et sombres sans mettre de couvercle dessus. Couvrez le dessus avec quelques couches d'étamine et maintenez-les en place avec un élastique.

j) Conservez les bouteilles ou les bocaux dans un endroit frais et sombre pendant trois semaines à six mois.

40. Vinaigre d'Ananas

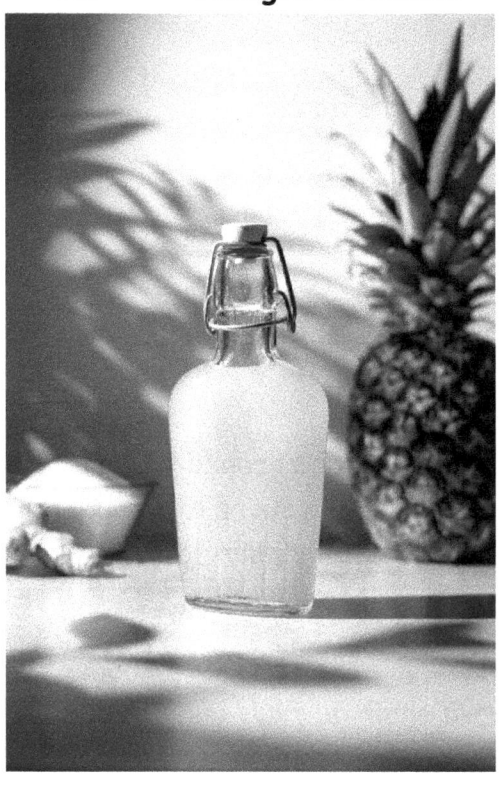

Donne environ ½ à 1 pinte/litre

Ingrédients:

- ½ tasse de sucre de coco
- 1 litre d'eau filtrée
- 1 ananas moyen

Les directions:

a) Dans un pichet ou une grande tasse à mesurer, mélanger le sucre et l'eau, en remuant si nécessaire pour favoriser la dissolution du sucre.

b) Retirez la peau et le cœur de l'ananas. Réserver la chair du fruit pour un autre usage. Hacher grossièrement les peaux et le cœur. Placez les restes d'ananas dans un pot ou un pot de 1 à 2 pintes, en laissant environ 1 à 2 pouces au sommet du pot.

c) Versez la solution d'eau sucrée sur les peaux et le cœur de l'ananas, en laissant environ ¾ de pouce au sommet du bocal. Les pièces flotteront vers le haut et certaines ne seront pas submergées, mais ce n'est pas grave.

d) Couvrez l'ouverture avec quelques couches d'étamine propre et attachez un élastique autour de l'embouchure du bocal ou du pot pour maintenir l'étamine en place.

e) Chaque jour, retirez l'étamine et remuez pour recouvrir les morceaux d'ananas avec la solution sucre-eau. Vous devez le faire tous les jours pour vous assurer que les morceaux d'ananas ne moisissent pas pendant le processus de fermentation.

f) Au bout de deux semaines, égouttez les morceaux d'ananas en réservant le liquide; vous pouvez ajouter l'ananas à votre compost. Verser le liquide dans une bouteille et sceller avec un couvercle ou un bouchon hermétique. Le vinaigre se conserve environ un an.

BOISSONS DE CULTURE

41. Kéfir végétalien

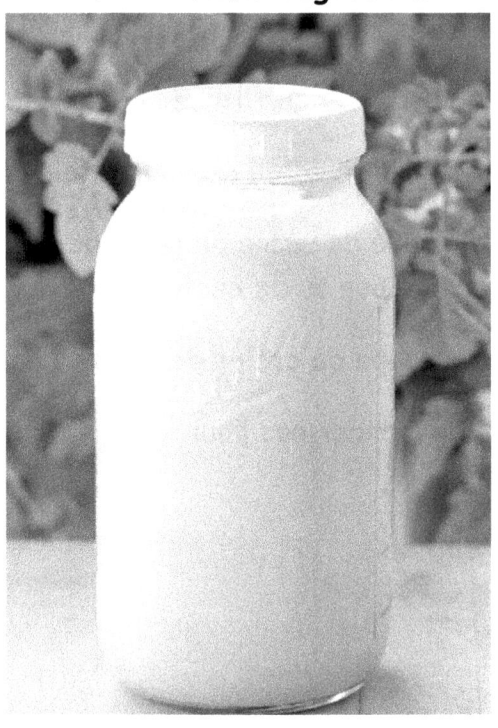

Donne environ 1 pinte/litre

Ingrédients:

- 1 pinte (ou litre) d'eau filtrée
- ½ tasse de noix de cajou crues non salées
- 1 cuillère à café de sucre de coco, de sirop d'érable pur ou de nectar d'agave
- 1 cuillère à soupe de grains de kéfir
- Sections de mandarines pour la garniture (facultatif)

Les directions:

a) Dans un mélangeur, mélanger l'eau, les noix de cajou et le sucre de coco (ou le sirop d'érable ou le nectar d'agave) jusqu'à ce qu'il soit lisse et crémeux.

b) Versez le lait de cajou dans un bocal en verre de 1½ à 2 pintes, en vous assurant qu'il est plein à moins de $^2/_3$. Ajoutez les grains de kéfir, remuez et placez le bouchon sur le bocal.

c) Laissez le pot à température ambiante pendant vingt-quatre à quarante-huit heures, en l'agitant doucement périodiquement. Le lait de cajou deviendra quelque peu pétillant, puis il commencera à coaguler et à se séparer ; secouez-le simplement pour remixer le kéfir, ou retirez le caillé plus épais et utilisez-le comme vous utiliseriez du fromage à pâte molle ou de la crème sure.

d) Réfrigérer jusqu'à une semaine. Lorsque vous êtes prêt à servir le kéfir, versez-le dans un verre et garnissez le bord du verre avec des quartiers de mandarine, si vous le souhaitez.

42. Thé Noir Kombucha

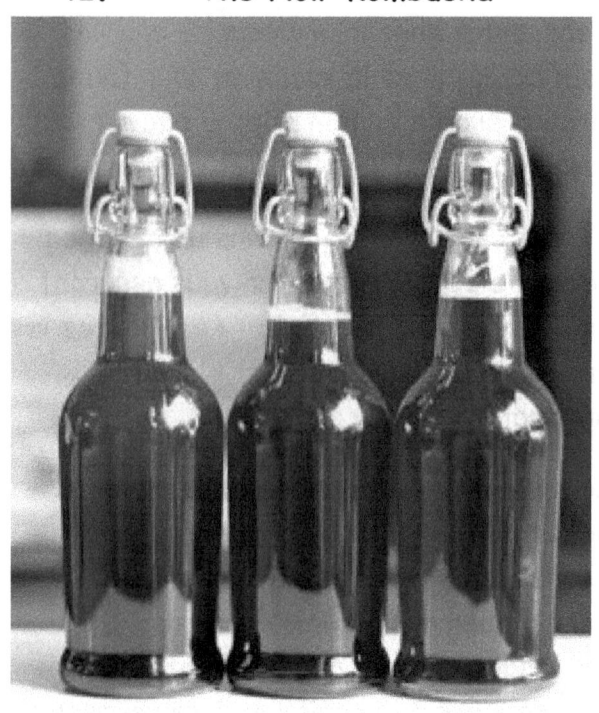

Donne environ 3½ pintes/litres

Ingrédients:

- 4 pintes (ou litres) d'eau filtrée
- 1 tasse de sucre non raffiné
- 4 sachets de thé noir ou 4 grosses cuillères à café de thé en vrac
- 1 levain de kombucha

Les directions:

a) Dans une grande casserole en acier inoxydable, porter l'eau à ébullition, ajouter le sucre et remuer jusqu'à ce que le sucre soit complètement dissous.

b) Ajoutez les sachets de thé noir ou le thé en vrac et faites bouillir pendant 10 minutes supplémentaires pour tuer tous les microbes indésirables qui pourraient être présents sur les sachets de thé.

c) Éteignez le feu et laissez infuser le thé pendant 15 minutes; retirer les sachets de thé.

d) Laissez le thé refroidir à température ambiante ou à une température légèrement tiède; il ne doit pas être plus chaud qu'environ 70°F ou 21°C pour s'assurer que la culture de kombucha n'est pas endommagée.

e) Versez le thé infusé dans un grand pot en céramique ou une cruche en verre à large ouverture, comme ceux utilisés pour faire du thé glacé.

f) Ajoutez au thé la culture de départ de kombucha avec tout thé qui l'accompagne.

g) Couvrez le dessus du pot ou du pichet avec un morceau de lin ou de coton propre (évitez d'utiliser une étamine, car il est trop poreux) et attachez un élastique autour du bord pour maintenir le tissu en place; Vous pouvez également utiliser du ruban adhésif autour du bord pour maintenir le chiffon en place et vous assurer qu'il ne tombe pas dans le pot ou le pichet.

h) Placez le pot ou la cruche dans un endroit calme avec une ventilation d'air, dans un endroit chaud mais non ensoleillé, où il ne sera pas dérangé.

i) La plage de températures de fermentation idéale est de 73 à 82 °F ou de 23 à 28 °C. Une fois que vous avez trouvé un endroit pour cela, ne déplacez pas le pot ou la cruche pendant la fermentation du kombucha, car cela pourrait interférer avec le processus de culture.

j) Attendez environ cinq à six jours pour récolter votre kombucha. Tout d'abord, vérifiez le goût : s'il est plus sucré que vous ne le souhaitez, laissez-le fermenter encore un jour ou deux. S'il a un goût de vinaigre, vous devrez peut-être embouteiller les futurs lots après une période de fermentation plus courte. il est toujours bon à boire, mais vous devrez peut-être le diluer avec de l'eau lorsque vous le buvez pour éviter d'irriter votre gorge ou votre estomac.

k) Versez tout sauf environ 2 tasses de votre kombucha fermenté dans un bocal en verre, un récipient avec un couvercle ou plusieurs bocaux en verre refermables à portion individuelle (les bouteilles de boissons gazeuses à l'ancienne avec le couvercle rabattable fonctionnent bien), couvrez et rangez au réfrigérateur.

43. Thé rouge africain Kombucha

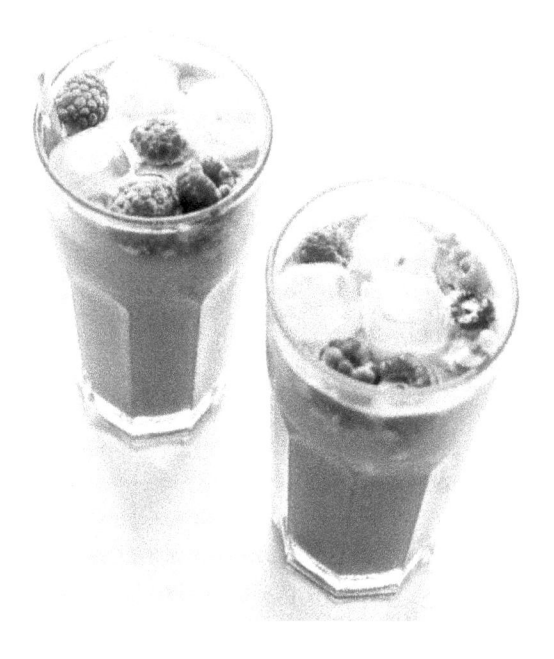

Donne environ 3½ pintes/litres

Ingrédients:

- 4 litres d'eau filtrée
- 1 tasse de sucre de coco
- 4 cuillères à café de thé rooibos en vrac ou 4 sachets de thé rooibos
- 1 levain de kombucha

Les directions:

a) Dans une grande casserole en acier inoxydable, porter l'eau à ébullition, ajouter le sucre et remuer jusqu'à ce que le sucre soit complètement dissous.

b) Ajoutez les sachets de thé rooibos ou le thé en vrac et faites bouillir pendant 10 minutes supplémentaires pour tuer tous les microbes indésirables qui pourraient être présents sur les sachets de thé. Éteignez le feu et laissez infuser le thé pendant 15 minutes; retirer les sachets de thé.

c) Laissez le thé refroidir à température ambiante ou légèrement tiède; il ne doit pas être plus chaud qu'environ 70°F ou 21°C pour s'assurer que la culture de kombucha n'est pas endommagée.

d) Versez le thé infusé dans un grand pot en céramique ou une cruche d'eau en verre à large ouverture, à travers un tamis à mailles fines afin d'éliminer tout thé en vrac (le cas échéant).

e) Ajoutez au thé la culture de départ de kombucha avec tout thé qui l'accompagne. Couvrez le dessus du pot ou du pichet avec un morceau de lin ou de coton propre (évitez d'utiliser une étamine, car il est trop poreux) et attachez une bande élastique autour du bord pour maintenir le tissu en place; Vous pouvez également utiliser du ruban adhésif autour du bord pour maintenir le chiffon en place et vous assurer qu'il ne tombe pas dans le pot ou le pichet.

f) Placez le pot ou la cruche dans un endroit calme avec une ventilation d'air, dans un endroit chaud mais non ensoleillé, où il ne sera pas dérangé. La plage de températures de fermentation idéale est de 73 à 82 °F ou de 23 à 28 °C. Une fois que vous avez trouvé un endroit pour cela, ne déplacez pas le pot ou la cruche pendant la fermentation du kombucha, car cela pourrait interférer avec le processus de culture.

g) Attendez environ cinq à six jours pour récolter votre kombucha. Tout d'abord, vérifiez le goût : s'il est plus sucré que vous ne le souhaitez, laissez-le fermenter encore un jour ou deux. S'il a un goût de vinaigre, vous devrez peut-être embouteiller les futurs lots après une période plus courte. il est toujours bon à boire, mais vous devrez peut-être le diluer avec de l'eau lorsque vous le buvez pour éviter d'irriter votre gorge ou votre estomac.

h) Versez tout sauf environ 2 tasses de votre kombucha fermenté dans un bocal en verre ou un récipient avec un couvercle, ou plusieurs bocaux en verre refermables à portion individuelle (les bouteilles de boissons gazeuses à l'ancienne avec le couvercle rabattable fonctionnent bien), couvrez et rangez-le dans le réfrigérateur.

i) Pour augmenter son pétillement, ajoutez une pincée de sucre et attendez encore un jour ou deux pour le boire. Si vous le conservez plus d'une semaine, vous devrez peut-être desserrer le couvercle du réfrigérateur pour permettre aux gaz de s'échapper et empêcher le verre de se briser en raison d'une surpression qui peut se produire sur de plus longues périodes.

44.　　　Bloody Mary cultivée

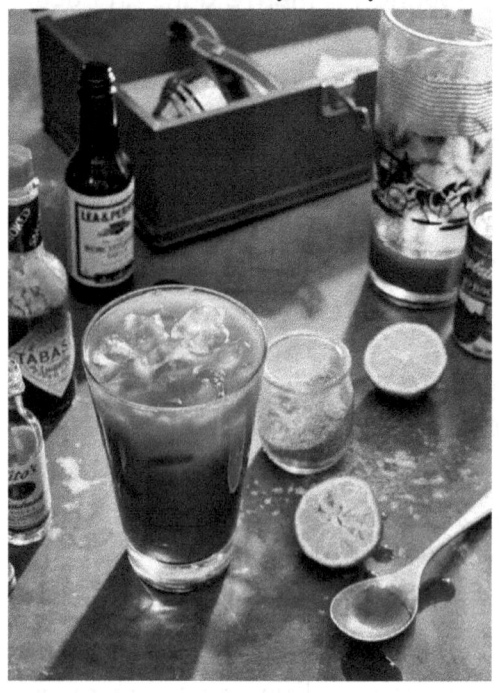

Donne environ 2 tasses

Ingrédients:

- 4 tomates moyennes
- Jus de ½ citron vert
- ⅓ tasse de saumure de kimchi, de choucroute ou de cornichons
- Pincée de sel de mer non raffiné
- Piment poivre
- 1 branche de céleri (facultatif, pour la garniture)

Les directions:

a) Dans un mélangeur, mélanger tous les ingrédients sauf le céleri et mélanger jusqu'à ce qu'il soit lisse.

b) Versez le mélange dans un plat en verre couvert et laissez-le fermenter pendant deux à douze heures, selon votre préférence; des temps de fermentation plus longs donnent une boisson plus acidulée.

c) Garnir de céleri si désiré et servir immédiatement.

d) Conservez les restes dans un bocal au réfrigérateur jusqu'à trois jours.

DESSERTS FERMENTÉS

45. Tzatziki

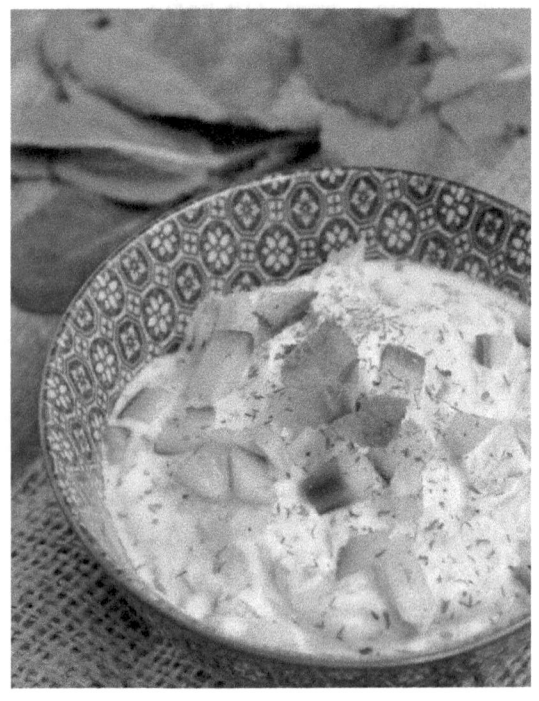

Donne environ 1½ à 2 tasses

Ingrédients:

- 1 tasse de noix de cajou crues non salées
- ½ tasse d'eau filtrée
- 1 gélule probiotique ou ¼ cuillère à café de poudre probiotique
- Jus de 1 citron
- 1 gousse d'ail, hachée
- 2 cuillères à soupe d'oignon haché
- 1 cuillère à café de sel de mer non raffiné
- Un morceau de 3 pouces d'un concombre moyen

Les directions:

a) Dans un bol en verre petit à moyen, mélanger les noix de cajou et l'eau. Videz le contenu de la capsule probiotique (en jetant l'enveloppe de la capsule vide) ou de la poudre probiotique dans le mélange de noix de cajou et remuez pour combiner. Couvrir et laisser reposer pendant vingt-quatre heures.

b) Dans un mélangeur, combiner le mélange de noix de cajou avec le jus de citron, l'ail, l'oignon et le sel, et mélanger jusqu'à consistance lisse et crémeuse ; remettre le mélange dans le bol. Râpez le concombre, ajoutez-le au mélange de noix de cajou et remuez jusqu'à ce qu'il soit combiné. Conserver, couvert, au réfrigérateur jusqu'à trois jours.

c) Au moment de servir, garnir de tranches et/ou de lamelles de concombre, si désiré.

46. Trempette crémeuse aux oignons français

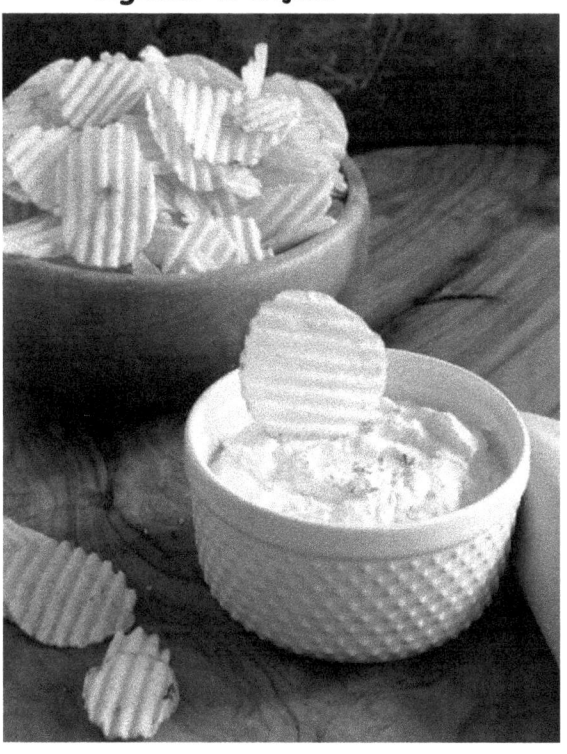

Donne environ 2½ tasses

Ingrédients:

- 2 tasses de noix de cajou crues non salées
- 1½ tasse d'eau filtrée
- 2 gélules probiotiques ou ½ cuillère à café de poudre probiotique
- Jus de ½ citron
- 2 cuillères à soupe d'oignon vert haché
- 2 cuillères à soupe de persil frais haché
- Environ 1 cuillère à café de sel de mer non raffiné, ou au goût
- Ciboulette ou oignons nouveaux pour la garniture (facultatif)

Les directions:

a) Dans un bol en verre petit à moyen, mélanger les noix de cajou et l'eau.

b) Videz le contenu des gélules probiotiques (en jetant les enveloppes de gélules vides) ou de la poudre probiotique dans les noix de cajou et remuez pour mélanger.

c) Couvrir et laisser le mélange en culture pendant vingt-quatre à quarante-huit heures.

d) Au moment de servir, garnir de ciboulette ou d'oignons nouveaux, si désiré.

47. Salade Verte aux Pêches & Chèvre

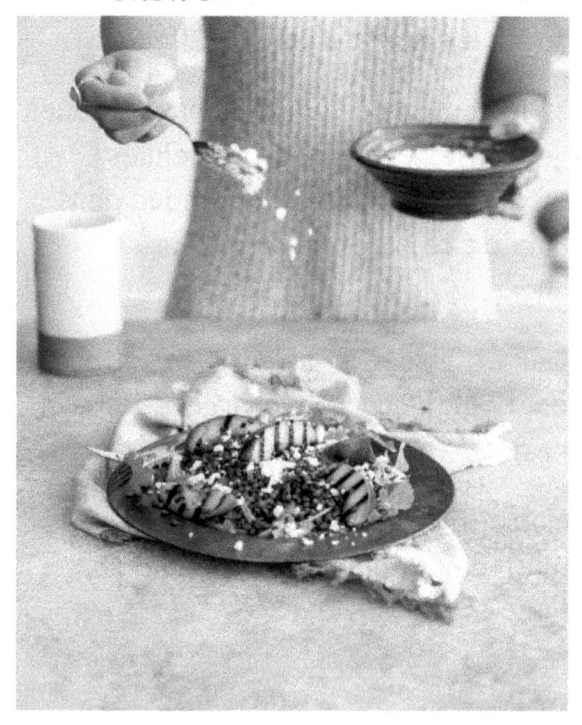

Pour 2 à 4 personnes

Ingrédients:

salade

- 1 petit paquet de mesclun
- 2 à 3 pêches fraîches, dénoyautées et coupées en deux
- 1 cuillère à soupe d'huile d'olive extra vierge
- Chèvre ronde de 1 pouce

Pansement

- ¾ tasse d'huile d'olive extra vierge
- ⅓ tasse de vinaigre de cidre de pomme
- ½ cuillère à café de sel de mer non raffiné
- ½ cuillère à café de basilic séché
- ½ cuillère à café de thym séché
- 1 cuillère à café de sirop d'érable pur ou de nectar d'agave

Les directions:

Préchauffez votre barbecue à 300 à 350 °F ou faites chauffer une poêle à griller en fonte sur votre cuisinière à feu doux à moyen.

Lavez et séchez les feuilles de mesclun et placez-les dans un grand bol; mettre de côté.

Badigeonnez les moitiés de pêches d'huile d'olive et placez-les côté plat vers le bas sur le barbecue ou la lèchefrite. Griller pendant environ 3 minutes ou jusqu'à ce que les pêches soient tendres mais pas molles. Retirer les pêches du gril, éteindre le feu et réserver.

Couper le Chèvre en rondelles et réserver.

Dans un mélangeur, mélanger tous les ingrédients de la vinaigrette et mélanger jusqu'à consistance lisse. Versez la quantité désirée de vinaigrette sur les légumes verts mélangés et remuez la salade jusqu'à ce qu'elle soit bien enrobée. Conservez les restes de vinaigrette dans un bocal couvert jusqu'à une semaine.

Garnir la salade avec les disques de Chèvre et les demi-pêches grillées, et servir dans de grands bols ou sur des assiettes.

48. Fromage à la crème de noix de coco

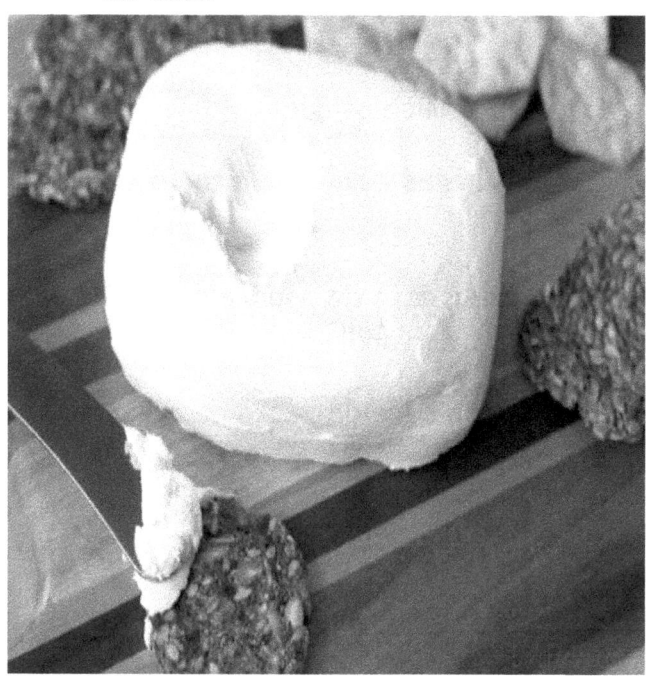

Ingrédients:

- Une boîte de 13,5 onces de lait de coco
- 1 gélule probiotique ou $\frac{1}{4}$ cuillère à café de poudre probiotique
- 1 à 2 cuillères à café de sirop d'érable pur
- 1 cuillère à café de poudre de vanille ou d'extrait de vanille pur
- 1 cuillère à café de zeste de citron (facultatif)

Les directions:

a) Ouvrez la boîte de lait de coco. Si la crème de noix de coco et l'eau se sont déjà séparées, prélevez la crème épaisse dans un petit bol.

b) S'il ne s'est pas séparé, dans un petit bol, mélangez simplement la crème de noix de coco et l'eau de noix de coco jusqu'à consistance lisse.

c) Ajouter le contenu de la gélule probiotique (en jetant l'enveloppe vide de la gélule) ou de la poudre probiotique et mélanger.

d) Couvrir avec un couvercle ou un chiffon et laisser reposer pendant huit à dix heures dans un endroit chaud (environ 110 à 115 °F ou 43 à 46 °C, mais ne vous inquiétez pas si ce n'est pas tout à fait dans cette plage).

e) Après la culture, réfrigérer pendant au moins une à deux heures. Si la crème de noix de coco et l'eau se sont séparées, prélevez la crème de noix de coco épaissie pour l'utiliser.

f) Ajouter le sirop d'érable, la poudre ou l'extrait de vanille et le zeste de citron si désiré. Mélanger jusqu'à consistance lisse. Utiliser immédiatement comme glaçage pour les gâteaux, cupcakes ou autres pâtisseries.

g) Se conserve environ une semaine, couvert, au réfrigérateur.

49. Crêpes aux poires au fromage de macadamia

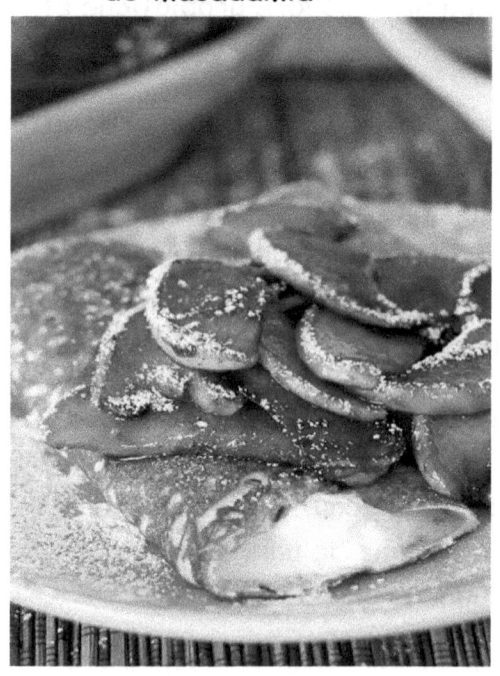

Donne 8 grandes crêpes

Ingrédients:

Crêpes

- 2 cuillères à soupe d'huile d'olive, plus plus pour huiler la poêle
- 1½ tasse de farine tout usage sans gluten (j'utilise de la farine sans xanthane Bob's Red Mill)
- 1½ tasse de lait d'amande
- 2 cuillères à soupe de graines de lin finement moulues mélangées à 6 cuillères à soupe d'eau
- 1 cuillère à café de bicarbonate de soude
- Pincée de sel de mer non raffiné
- Garniture Poire Cardamome
- 4 poires moyennes, évidées et tranchées
- Pincée de cardamome moulue
- ½ tasse d'eau filtrée, divisée
- 2 cuillères à soupe de sucre de canne bio
- 1 cuillère à soupe de farine de tapioca

Garniture au fromage à la crème

- Fromage à la crème de macadamia

Les directions:

a) Pour la pâte à crêpes, dans un grand bol, mélanger les 2 cuillères à soupe d'huile, la farine, le lait d'amande, le mélange graines de lin-eau, le bicarbonate de soude et le sel; fouetter ensemble.

b) Dans une grande poêle à frire à feu moyen, ajouter suffisamment d'huile pour graisser tout le fond de la poêle et verser suffisamment de pâte à crêpe pour bien enrober la poêle. Cuire environ 1 minute ou jusqu'à ce que les bulles disparaissent, puis retourner. Recommencez avec le reste de pâte jusqu'à ce que la pâte soit épuisée.

c) Pour la garniture, dans une poêle moyenne à feu doux à moyen, ajouter les poires, la cardamome et $\frac{1}{4}$ de tasse d'eau. Cuire environ 5 minutes ou jusqu'à ce que les poires soient légèrement ramollies. Dans un petit bol en verre, mélanger le $\frac{1}{4}$ de tasse d'eau restant, le sucre et le tapioca jusqu'à ce qu'ils soient bien mélangés.

d) Ajouter le mélange sucre-tapioca aux poires en remuant constamment. Laisser cuire encore une minute ou jusqu'à ce que la sauce ait épaissi.

e) Garnir chaque crêpe avec $\frac{1}{8}$ du mélange de poires et $\frac{1}{8}$ du fromage à la crème macadamia. Sers immédiatement.

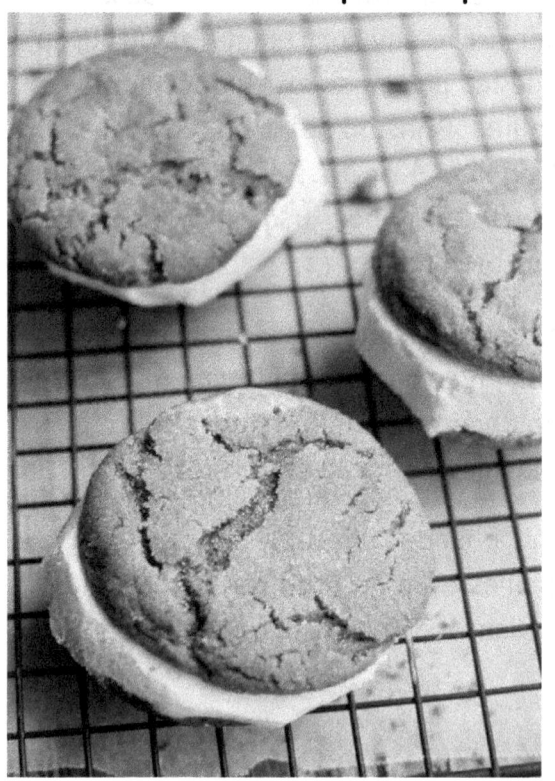

50. Sandwichs à la crème glacée aux biscuits au pain d'épice

Donne environ 24 biscuits ou 12 sandwichs à la crème glacée

Ingrédients:

- ½ tasse d'huile de noix de coco
- ½ tasse de sucre de coco
- ¼ tasse de mélasse
- 1 cuillère à soupe de graines de lin finement moulues mélangées à 3 cuillères à soupe d'eau
- 1 tasse de farine de riz brun
- 1 tasse de farine de millet
- 1½ cuillères à café de bicarbonate de soude
- 2 cuillères à café de gingembre moulu
- 1 cuillère à café de cannelle moulue
- ¼ cuillère à café de muscade moulue
- Crème glacée à la vanille de culture

Les directions:

a) Préchauffez votre four à 350°F.

b) Dans un mélangeur, mélanger l'huile et le sucre et commencer à mélanger. Pendant qu'ils sont encore en train de mélanger, ajoutez la mélasse, le mélange de graines de lin et d'eau, la farine de riz brun, la farine de millet, le bicarbonate de soude, le gingembre, la cannelle et la muscade, et continuez à mélanger jusqu'à ce que le mélange forme une pâte souple et malléable.

c) Façonner la pâte en boules d'environ $1\frac{1}{2}$ pouces de diamètre ou de la taille d'une noix. Pressez-les fermement avec la paume de votre main sur une plaque à pâtisserie recouverte de papier sulfurisé pour former des disques de 2 pouces, en laissant de l'espace entre les biscuits pour qu'ils s'étalent. Cuire au four pendant 8 minutes ou jusqu'à ce qu'ils soient fermes mais pas durs. Laisser refroidir sur des grilles.

d) Une fois les biscuits au pain d'épice refroidis, versez la crème glacée à la vanille de culture sur l'un des biscuits et pressez un autre biscuit dessus pour former un sandwich. Répétez l'opération pour les biscuits restants. Congeler ou servir immédiatement. En cas de congélation, laissez les sandwichs à la crème glacée reposer à température ambiante pendant environ 10 minutes avant de servir.

51. Crème glacée à la vanille de culture

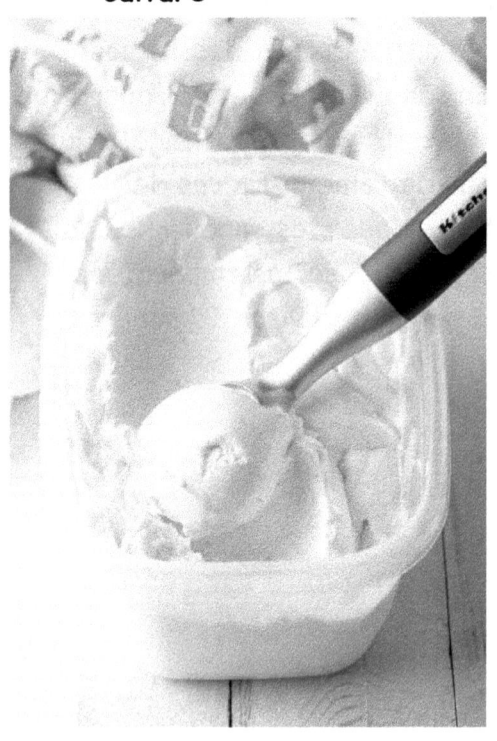

Ingrédients:

- 1 tasse de noix de cajou crues non salées
- 2 tasses de lait d'amande
- 1 gélule probiotique ou ¼ cuillère à café de poudre probiotique
- 5 grosses dattes Medjool fraîches, dénoyautées
- 1 cuillère à café de poudre de vanille

Les directions:

a) Dans un petit bol, mélanger les noix de cajou et 1 tasse de lait; ajouter le contenu de la gélule probiotique (en jetant l'enveloppe vide de la gélule) ou de la poudre probiotique, et bien mélanger.

b) Couvrir et laisser reposer pendant huit à douze heures, selon vos préférences gustatives; des temps de fermentation plus longs créent une saveur plus piquante.

c) Dans un mélangeur, mélanger le mélange de noix de cajou, les dattes et la poudre de vanille et mélanger jusqu'à consistance lisse. Verser dans une sorbetière et suivre les instructions du fabricant pour transformer en crème glacée (généralement 20 à 25 minutes).

52. Crème glacée à la tarte à la citrouille

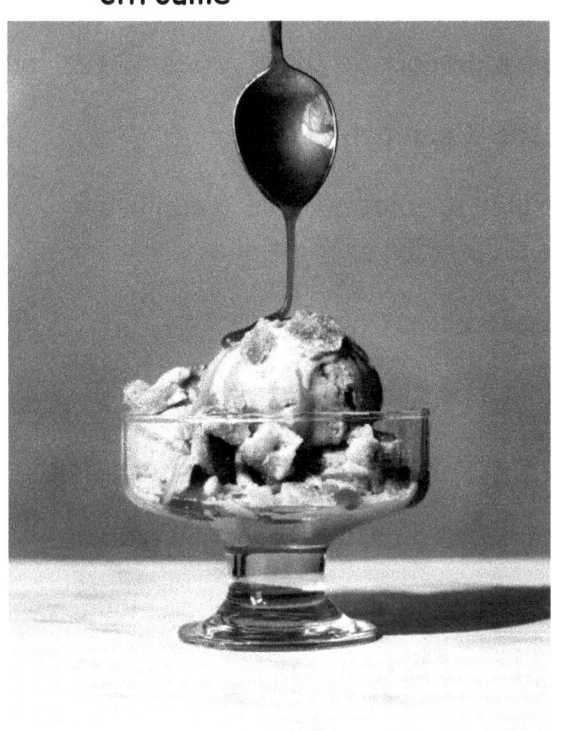

Donne environ 1 pinte/litre

Ingrédients:

- ½ tasse de noix de cajou crues non salées
- ¼ tasse d'eau filtrée
- 2 gélules probiotiques ou ½ cuillère à café de poudre probiotique
- 2 tasses de lait d'amande
- 2 tasses de courge cuite
- 7 dattes Medjool fraîches dénoyautées
- 1½ cuillères à café de cannelle moulue
- ½ cuillère à café de gingembre moulu
- ½ cuillère à café de clous de girofle moulus
- ⅛ cuillère à café de noix de muscade

Les directions:

a) Dans un petit bol, mélanger les noix de cajou et l'eau; ajouter le contenu de la gélule probiotique (en jetant l'enveloppe vide de la gélule) ou de la poudre probiotique, et bien mélanger. Couvrir et laisser reposer douze heures.

b) Dans un mélangeur, combiner le mélange de noix de cajou avec le lait, la courge, les dattes, la cannelle, le gingembre. les clous de girofle et la muscade et mélanger jusqu'à ce que le mélange soit lisse. Versez-le dans une sorbetière et suivez les instructions du fabricant. Sers immédiatement.

53.   Glace Cerise Noire

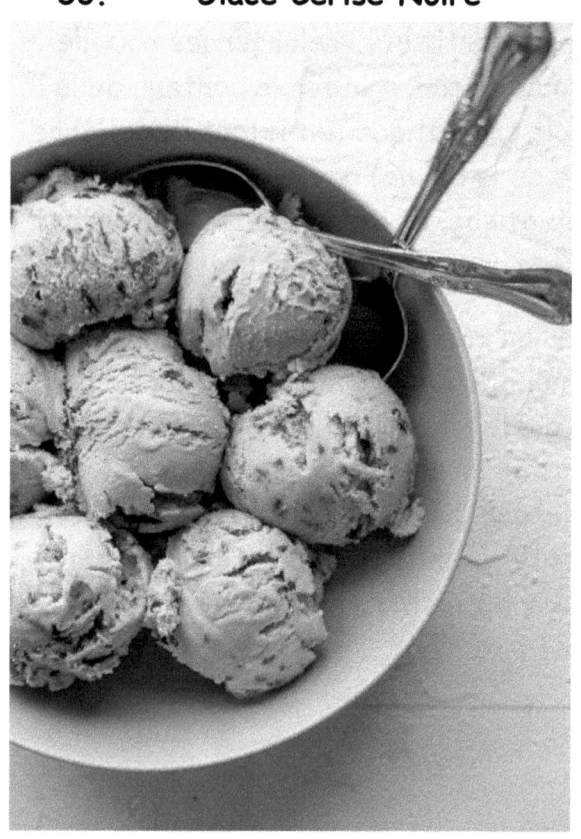

Donne environ 1 pinte/litre

Ingrédients:

- 1 tasse de noix de cajou crues non salées
- 1 tasse d'eau filtrée
- 1 gélule probiotique ou ¼ cuillère à café de poudre probiotique
- 2 tasses de cerises noires fraîches, dénoyautées et équeutées (si vous utilisez des cerises surgelées, laissez-les décongeler avant de les utiliser), plus quelques autres pour la garniture (facultatif)
- 1¼ tasse de lait d'amande
- 4 dattes medjool fraîches, dénoyautées

Les directions:

a) Dans un bol moyen, faire tremper les noix de cajou dans l'eau pendant huit heures ou toute la nuit.

b) Versez les noix de cajou et l'eau dans un mixeur et mixez jusqu'à ce que le mélange soit lisse et crémeux. Versez-le dans un petit plat en verre avec un couvercle. Videz la capsule probiotique (en jetant l'enveloppe de la capsule vide) ou la poudre probiotique dans le mélange de noix de cajou et mélangez. Couvrez-le avec un couvercle ou un chiffon propre et laissez-le fermenter pendant huit à douze heures.

c) Dans un mélangeur ou un robot culinaire, combiner le mélange de noix de cajou avec les cerises, le lait et les dattes, et mélanger jusqu'à consistance lisse. Versez le mélange dans une sorbetière et suivez les instructions du fabricant pour transformer en crème glacée. Garnir de cerises supplémentaires si désiré et servir immédiatement.

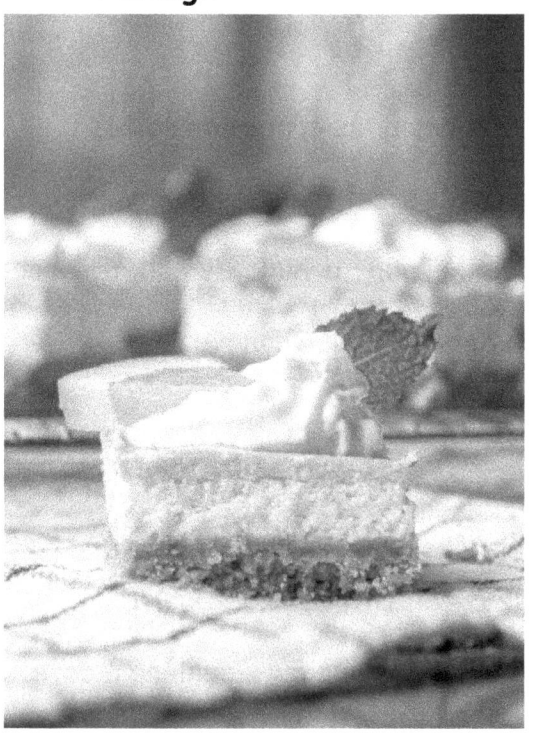

54. Gâteau au fromage crémeux à l'orange

Donne un gâteau au fromage de 12 pouces

Ingrédients:

Croûte

- 1 tasse d'amandes crues non salées
- 3 dattes Medjool fraîches dénoyautées
- 1 cuillère à soupe d'huile de noix de coco
- Pincée de sel de mer non raffiné

Remplissage

- 2 tasses de noix de cajou crues non salées
- 1 tasse d'eau filtrée
- 1 gélule probiotique ou ¼ cuillère à café de poudre probiotique
- 3 tasses de jus d'orange
- 2 cuillères à soupe de sirop d'érable pur
- 1 cuillère à café de poudre de vanille
- 1 tasse d'huile de noix de coco
- ¼ tasse plus 1 cuillère à soupe de lécithine (5 cuillères à soupe)

- De fines tranches d'orange, avec le zeste, pour la garniture (facultatif)

Les directions:

a) Pour la croûte, dans un robot culinaire, combiner tous les ingrédients de la croûte et mélanger jusqu'à ce qu'ils soient finement hachés. Transférer dans un moule à charnière de 12 pouces et presser sur la surface inférieure du moule jusqu'à ce qu'il soit ferme.

b) Pour la garniture, dans un bol moyen, mélanger les noix de cajou, l'eau et le contenu de la gélule probiotique (jeter l'enveloppe vide de la gélule) ou de la poudre probiotique ; remuer jusqu'à ce qu'ils soient combinés. Couvrir avec un couvercle ou un linge propre, et laisser reposer pendant douze à vingt-quatre heures pour mettre en culture.

c) Dans un mélangeur, combiner le mélange de noix de cajou avec le jus d'orange, le sirop d'érable, la poudre de vanille, l'huile et la lécithine, et mélanger jusqu'à consistance lisse.

d) Verser le mélange sur la croûte. Réfrigérer pendant quatre à six heures, ou jusqu'à ce que le tout soit pris. Garnir de tranches d'orange si désiré et servir. Le cheesecake se conserve environ quatre jours au réfrigérateur dans un récipient couvert.

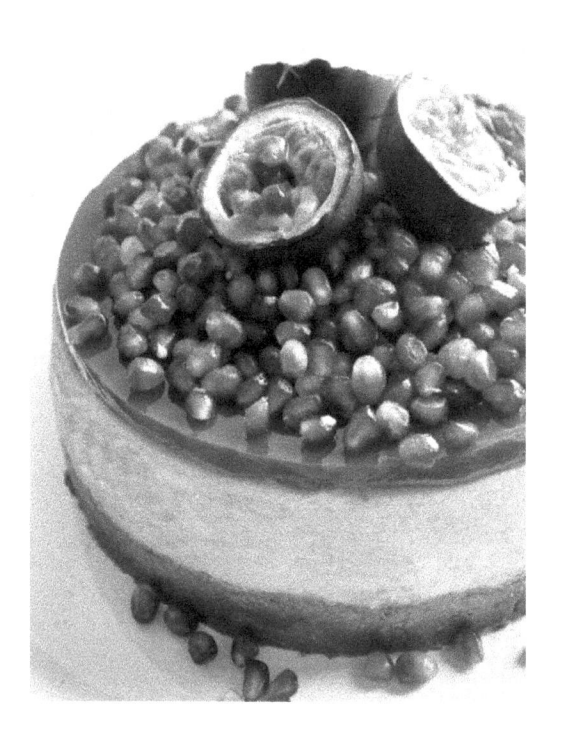

55. Gâteau au fromage à la grenade

Donne un gâteau au fromage de 12 pouces

Ingrédients:

Croûte

- 1 tasse de noisettes crues non salées
- 4 dattes Medjool fraîches dénoyautées
- 1 cuillère à soupe d'huile de noix de coco
- Pincée de sel de mer non raffiné

Remplissage

- 2 tasses de noix de cajou crues non salées
- 1 tasse d'eau filtrée
- 1 gélule probiotique ou $\frac{1}{4}$ cuillère à café de poudre probiotique
- 3 tasses de jus de grenade
- 2 cuillères à soupe de sirop d'érable pur ou de nectar d'agave
- 1 cuillère à café de poudre de vanille
- 1 tasse d'huile de noix de coco
- $\frac{1}{4}$ tasse plus 2 cuillères à soupe de lécithine (6 cuillères à soupe)

- Arilles de grenade frais (graines) pour garnir (facultatif)

Les directions:

a) Pour la croûte, dans un robot culinaire, combiner tous les ingrédients de la croûte et mélanger jusqu'à ce qu'ils soient finement hachés. Transférer dans un moule à charnière de 12 pouces et presser sur la surface inférieure du moule jusqu'à ce qu'il soit ferme.

b) Pour la garniture, dans un bol moyen, mélanger les noix de cajou, l'eau et le contenu de la capsule probiotique (jeter l'enveloppe de la capsule vide) ou de la poudre probiotique. Remuer le mélange jusqu'à ce qu'il soit combiné. Couvrir avec un couvercle ou un linge propre, et laisser reposer pendant douze à vingt-quatre heures pour mettre en culture.

c) Dans un mélangeur, mélanger le mélange de noix de cajou avec le jus de grenade, le sirop d'érable ou le nectar d'agave, la poudre de vanille, l'huile et la lécithine, et mélanger jusqu'à consistance lisse.

d) Verser le mélange sur la croûte. Réfrigérer pendant quatre à six heures, ou jusqu'à ce que le tout soit pris. Garnir d'arilles de grenade fraîche si désiré. Servir.

e) Le cheesecake se conserve environ quatre jours au réfrigérateur dans un récipient couvert.

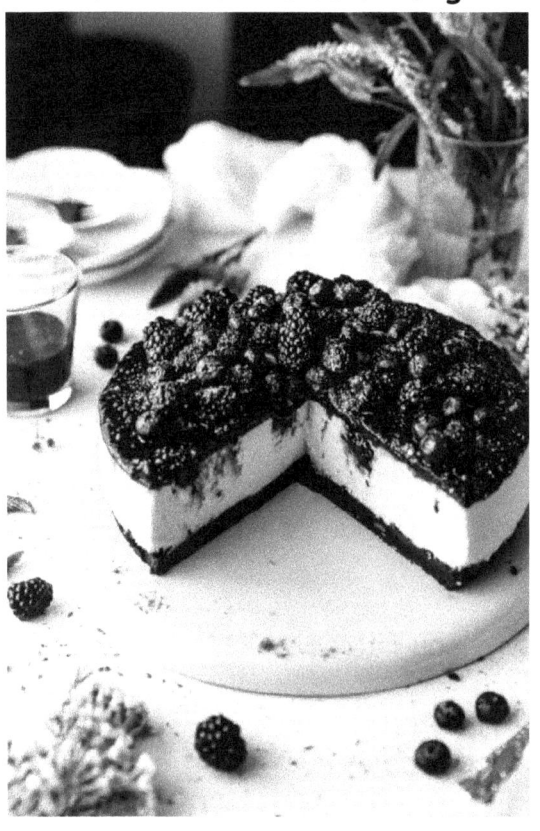

56. Gâteau au fromage aux mûres

Donne un gâteau au fromage de 12 pouces

Ingrédients:

Croûte

- 1 tasse d'amandes crues non salées
- 3 dattes Medjool fraîches dénoyautées
- 1 cuillère à soupe d'huile de noix de coco
- Pincée de sel de mer non raffiné

Remplissage

- 2 tasses de noix de cajou crues non salées
- 1 tasse d'eau filtrée
- 1 gélule probiotique ou ¼ cuillère à café de poudre probiotique
- ¼ tasse plus 1 cuillère à soupe de sirop d'érable pur (5 cuillères à soupe)
- 1 cuillère à café de poudre de vanille
- ½ tasse d'huile de noix de coco
- ½ tasse de lécithine
- 2 tasses de lait d'amande

Les directions:

a) 2½ tasses de mûres fraîches (si vous les utilisez surgelées, laissez-les décongeler avant de faire le gâteau au fromage), plus plus pour la garniture.

b) Pour la croûte, dans un robot culinaire, combiner tous les ingrédients de la croûte et mélanger jusqu'à ce qu'ils soient finement hachés. Transférer dans un moule à charnière de 12 pouces et presser sur la surface inférieure du moule jusqu'à ce qu'il soit ferme.

c) Pour la garniture, dans un bol moyen, mélanger les noix de cajou, l'eau et le contenu de la gélule probiotique (jeter l'enveloppe vide de la gélule) ou de la poudre probiotique ; remuer le mélange jusqu'à ce qu'il soit combiné. Couvrir avec un couvercle ou un linge propre, et laisser reposer pendant vingt-quatre à quarante-huit heures pour mettre en culture.

d) Dans un mélangeur, mélanger le mélange de noix de cajou avec le sirop d'érable, la poudre de vanille, l'huile, la lécithine et le lait, et mélanger jusqu'à consistance lisse. Ajouter les mûres et mélanger jusqu'à consistance lisse.

e) Verser le mélange sur la croûte. Réfrigérer pendant quatre à six heures, ou jusqu'à ce que le tout soit pris. Garnir de mûres supplémentaires, si désiré, et servir. Le cheesecake se conserve environ quatre jours au réfrigérateur dans un récipient couvert.

LÉGUMES FERMENTÉS

57.   Cornichons à l'aneth

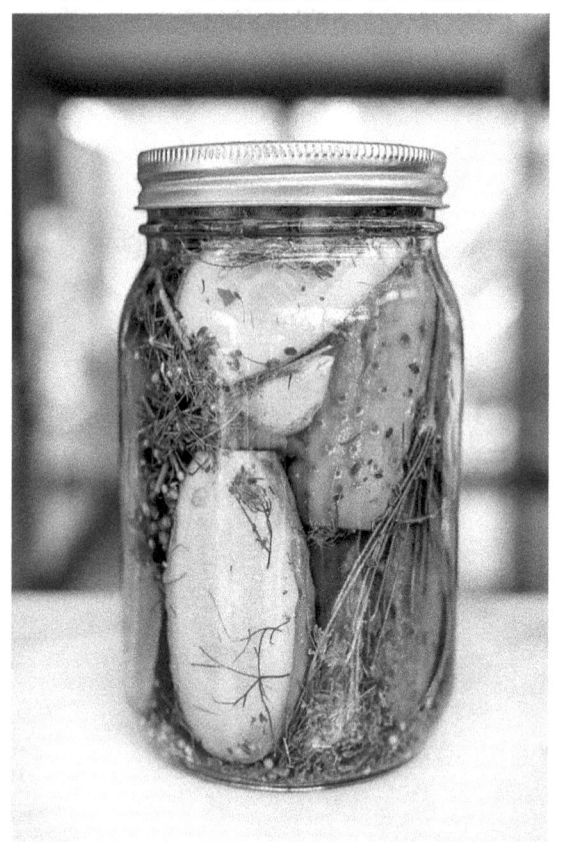

Ingrédients:

- 4 livres. de concombre mariné de 4 pouces
- 2 cuillères à soupe de graines d'aneth ou 4 à 5 têtes d'aneth frais ou sec
- 1/2 tasse de sel
- 1/4 tasse de vinaigre (5%
- 8 tasses d'eau et un ou plusieurs des ingrédients suivants :
- 2 gousses d'ail (facultatif)
- 2 piments rouges séchés (facultatif)
- 2 cuillères à café d'épices à marinade mélangées entières

Les directions:

a) Lavez les concombres. Couper une tranche de 1/16 pouce de bout de fleur et la jeter. Laissez 1/4 de pouce de tige attachée. Placer la moitié de l'aneth et des épices au fond d'un récipient propre et adapté.

b) Ajouter les concombres, l'aneth restant et les épices. Dissoudre le sel dans le vinaigre et l'eau et verser sur les concombres.

c) Ajouter une couverture et un poids appropriés. Conserver à une température comprise entre 70° et 75°F pendant environ 3 à 4 semaines pendant la fermentation. Des températures de 55° à 65°F sont acceptables, mais la fermentation prendra 5 à 6 semaines.

d) Évitez les températures supérieures à 80 ° F, sinon les cornichons deviendront trop mous pendant la fermentation. Les cornichons en fermentation durcissent lentement. Vérifiez le récipient plusieurs fois par semaine et enlevez rapidement l'écume ou la moisissure de surface. Attention : Si les cornichons deviennent mous, visqueux ou développent une odeur désagréable, jetez-les.

e) Les cornichons entièrement fermentés peuvent être conservés dans leur contenant d'origine pendant environ 4 à 6 mois, à condition qu'ils soient réfrigérés et que l'écume de surface et les moisissures soient régulièrement éliminées. La mise en conserve de cornichons entièrement fermentés est une meilleure façon de les conserver. Pour les mettre en conserve, versez la saumure dans une casserole, faites chauffer lentement jusqu'à ébullition et laissez mijoter 5 minutes. Filtrer la saumure à travers des filtres à café en papier pour réduire la nébulosité, si désiré.

f) Remplissez le bocal chaud avec des cornichons et de la saumure chaude, en laissant un espace libre de 1/2 pouce.

g) Retirez les bulles d'air et ajustez l'espace de tête si nécessaire. Essuyez les bords des bocaux avec une serviette en papier propre et humide.

58.   Choucroute

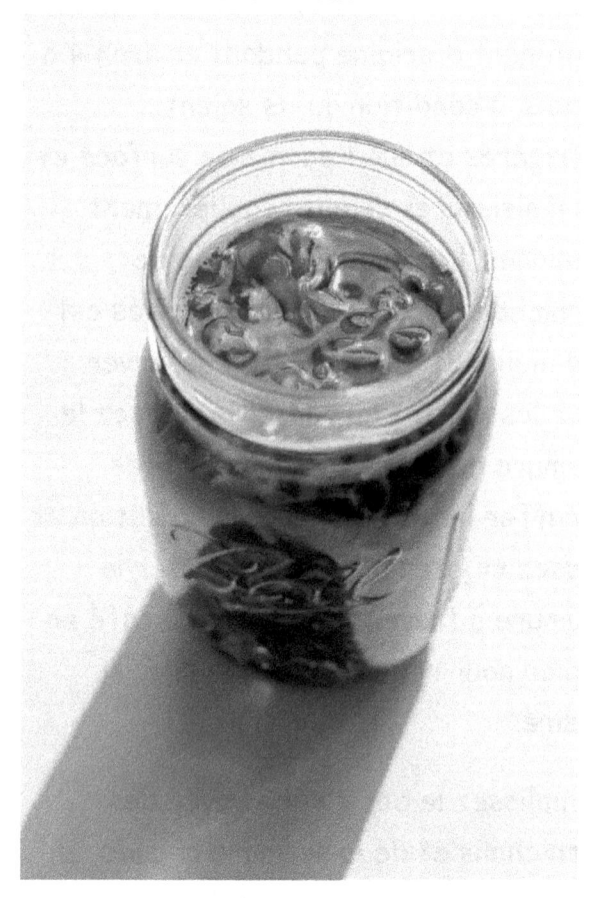

Ingrédients:

- 25 livres. choux
- 3/4 tasse de sel de conserve ou de marinade

Rendement : environ 9 pintes

Les directions:

a) Travaillez avec environ 5 livres de chou à la fois. Jetez les feuilles extérieures. Rincez les têtes sous l'eau courante froide et égouttez-les. Coupez les têtes en quartiers et retirez les noyaux. Déchiqueter ou trancher à une épaisseur d'un quart.

b) Mettez le chou dans un récipient de fermentation approprié et ajoutez 3 cuillères à soupe de sel. Bien mélanger avec des mains propres. Tasser fermement jusqu'à ce que le sel tire le jus du chou.

c) Répétez le déchiquetage, le salage et l'emballage jusqu'à ce que tout le chou soit dans le récipient. Assurez-vous qu'il est suffisamment profond pour que son rebord soit à au moins 4 ou 5 pouces au-dessus du chou. Si le jus ne couvre pas le chou, ajoutez de la saumure bouillie et refroidie (1-1/2 cuillères à soupe de sel par litre d'eau).

d) Ajouter une assiette et des poids ; couvrir le récipient avec une serviette de bain propre.

e) Si vous pesez le chou avec un sac rempli de saumure, ne dérangez pas le pot jusqu'à ce que la fermentation normale soit terminée (lorsque le bouillonnement cesse). Si vous utilisez des bocaux comme poids, vous devrez vérifier le kraut deux à trois fois par semaine et enlever l'écume si elle se forme. Le kraut entièrement fermenté peut être conservé bien couvert au réfrigérateur pendant plusieurs mois.

f) Retirez les bulles d'air et ajustez l'espace de tête si nécessaire. Essuyez les bords des bocaux avec une serviette en papier propre et humide.

59.   Pain et beurre cornichon

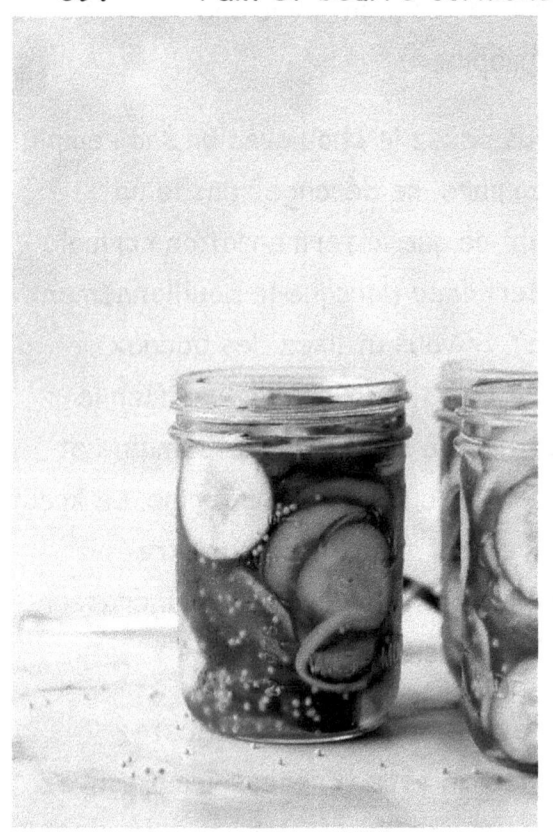

Ingrédients:

- 6 livres. de concombres marinés de 4 à 5 pouces
- 8 tasses d'oignons émincés
- 1/2 tasse de sel de conserve ou de marinade
- 4 tasses de vinaigre (5%)
- 4-1/2 tasses de sucre
- 2 cuillères à soupe de graines de moutarde
- 1-1/2 cuillères à soupe de graines de céleri
- 1 cuillère à soupe de curcuma moulu
- 1 tasse de citron vert mariné

Rendement : Environ 8 pintes

Les directions:

a) Lavez les concombres. Coupez 1/16 de pouce de l'extrémité de la fleur et jetez-la. Couper en tranches de 3/16 de pouce. Mélanger les concombres et les oignons dans un grand bol. Ajoutez du sel. Couvrir de 2 pouces de glace concassée ou en cubes. Réfrigérer 3 à 4 heures, en ajoutant plus de glace au besoin.

b) Mélanger les ingrédients restants dans une grande casserole. Faire bouillir 10 minutes. Égoutter et ajouter les concombres et les oignons et réchauffer lentement jusqu'à ébullition. Remplissez des pots chauds avec des tranches et du sirop de cuisson, en laissant un espace libre de 1/2 pouce.

c) Retirez les bulles d'air et ajustez l'espace de tête si nécessaire. Essuyez les bords des bocaux avec une serviette en papier propre et humide.

60.   Cornichons à l'aneth

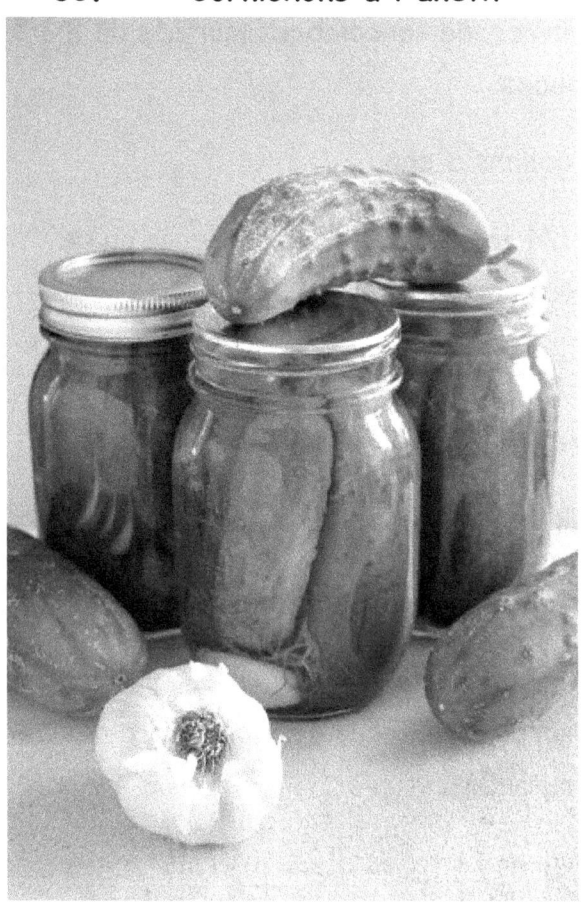

Ingrédients:

- 8 livres. de concombres marinés de 3 à 5 pouces
- 2 gallons d'eau
- 1-1/4 tasses de sel de conserve ou de marinade
- 1-1/2 litre de vinaigre (5%)
- 1/4 tasse de sucre
- 2 litres d'eau
- 2 cuillères à soupe d'épices à marinades mélangées entières
- environ 3 cuillères à soupe de graines de moutarde entières
- environ 14 têtes d'aneth frais

Rendement : Environ 7 à 9 pintes

Les directions:

a) Lavez les concombres. Coupez une tranche de 1/16 de pouce de bout de fleur et jetez-la, mais laissez 1/4 de pouce de tige attachée. Dissoudre 3/4 tasse de sel dans 2 gallons d'eau. Verser sur les concombres et laisser reposer 12 heures. Drainer.

b) Mélanger le vinaigre, 1/2 tasse de sel, le sucre et 2 litres d'eau. Ajouter les épices à marinade mélangées attachées dans un chiffon blanc propre. Chauffer jusqu'à ébullition. Remplissez les bocaux chauds de concombres.

c) Ajouter 1 cuillère à café de graines de moutarde et 1-1/2 têtes d'aneth frais par pinte. Couvrir avec une solution de décapage bouillante, en laissant un espace libre de 1/2 pouce. Retirez les bulles d'air et ajustez l'espace de tête si nécessaire. Essuyez les bords des bocaux avec une serviette en papier propre et humide.

61.   Pickles de cornichon doux

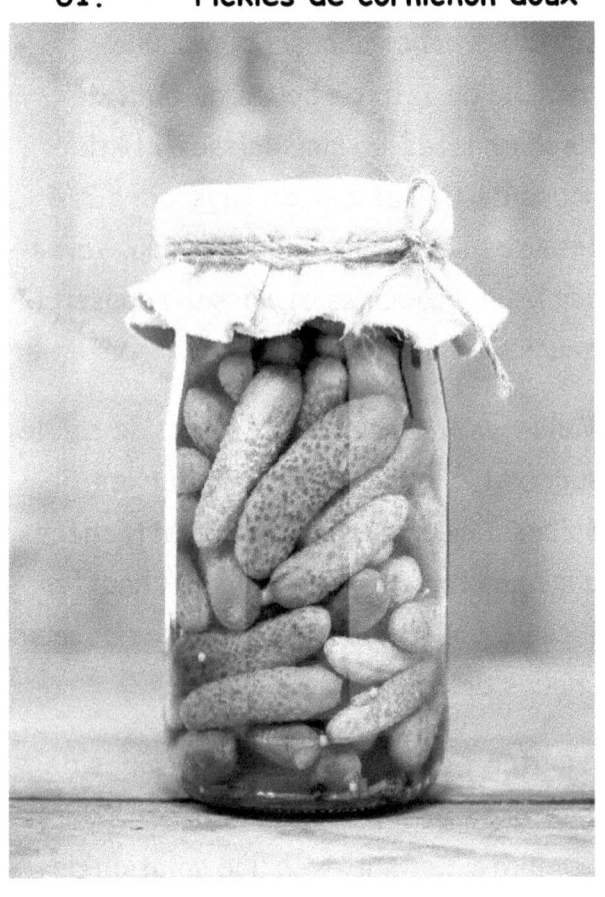

Ingrédients:

- 7 livres. concombres (1-1/2 pouce ou moins)
- 1/2 tasse de sel de conserve ou de marinade
- 8 tasses de sucre
- 6 tasses de vinaigre (5%)
- 3/4 cuillères à café de curcuma
- 2 cuillères à café de graines de céleri
- 2 cuillères à café d'épices à marinades mélangées entières
- 2 bâtons de cannelle
- 1/2 cuillères à café de fenouil (facultatif)
- 2 cuillères à café de vanille (facultatif)

Rendement : Environ 6 à 7 pintes

Les directions:

a) Lavez les concombres. Coupez une tranche de 1/16 de pouce de bout de fleur et jetez-la, mais laissez 1/4 de pouce de tige attachée.

b) Placer les concombres dans un grand récipient et couvrir d'eau bouillante. Six à 8 heures plus tard, et de nouveau le deuxième jour, égouttez et couvrez avec 6 litres d'eau bouillante fraîche contenant 1/4 tasse de sel. Le troisième jour, égouttez et piquez les concombres avec une fourchette de table.

c) Mélanger et porter à ébullition 3 tasses de vinaigre, 3 tasses de sucre, le curcuma et les épices. Verser sur les concombres. Six à 8 heures plus tard, égouttez et conservez le sirop de marinade. Ajouter encore 2 tasses de sucre et de vinaigre et réchauffer à ébullition. Verser sur les cornichons.

d) Le quatrième jour, égouttez et conservez le sirop. Ajoutez encore 2 tasses de sucre et 1 tasse de vinaigre.

Porter à ébullition et verser sur les cornichons. Égoutter et conserver le sirop de marinade 6 à 8 heures plus tard. Ajouter 1 tasse de sucre et 2 cuillères à café de vanille et porter à ébullition.

e) Remplissez des pots de pinte stériles chauds avec des cornichons et couvrez de sirop chaud, en laissant un espace libre de 1/2 pouce.

f) Retirez les bulles d'air et ajustez l'espace de tête si nécessaire. Essuyez les bords des bocaux avec une serviette en papier propre et humide.

62. Cornichons sucrés 14 jours

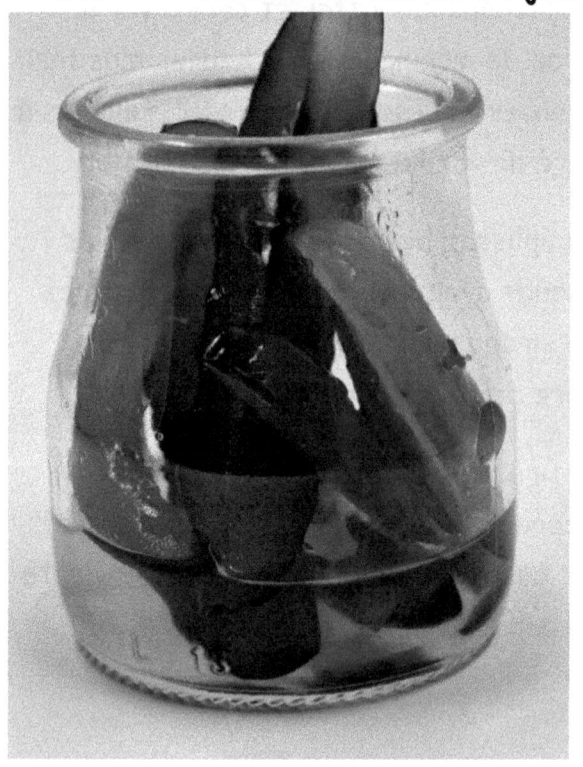

Ingrédients:

- 4 livres. de concombres marinés de 2 à 5 pouces
- 3/4 tasse de sel de conserve ou de marinade
- 2 cuillères à café de graines de céleri
- 2 cuillères à soupe d'épices à marinades mélangées
- 5-1/2 tasses de sucre
- 4 tasses de vinaigre (5%)

Rendement : Environ 5 à 9 pintes

Les directions:

a) Lavez les concombres. Coupez une tranche de 1/16 de pouce de bout de fleur et jetez-la, mais laissez 1/4 de pouce de tige attachée. Placez les concombres entiers dans un récipient approprié de 1 gallon.

b) Ajouter 1/4 tasse de sel de conserve ou de marinade à 2 litres d'eau et porter à ébullition. Verser sur les concombres. Ajouter une couverture et un poids appropriés.

c) Placez une serviette propre sur le récipient et maintenez la température à environ 70°F. Les troisième et cinquième jours, égouttez l'eau salée et jetez-la. Rincer les concombres et remettre les concombres dans le récipient. Ajouter 1/4 tasse de sel à 2 litres d'eau douce et faire bouillir. Verser sur les concombres.

d) Replacez le couvercle et le poids, et recouvrez avec une serviette propre. Le septième jour, égouttez l'eau salée et jetez-la. Rincez les concombres, couvrez et pesez.

63. Cornichons sucrés rapides

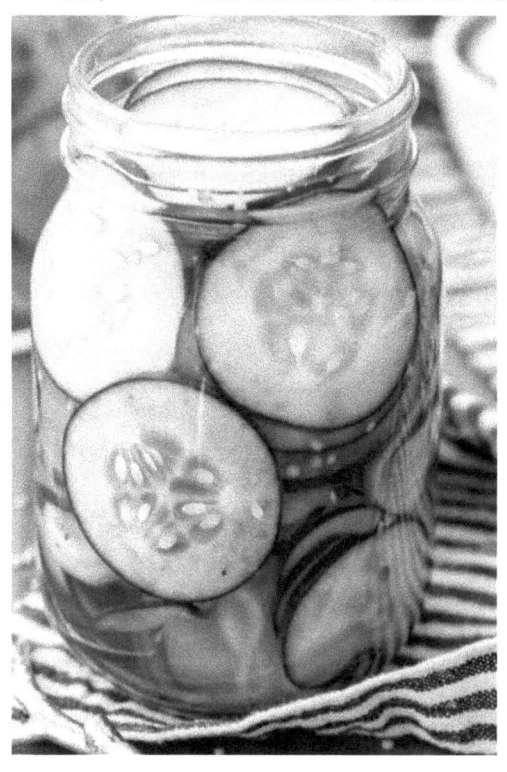

Ingrédients:

- 8 livres. de concombres marinés de 3 à 4 pouces
- 1/3 tasse de sel de conserve ou de marinade
- 4-1/2 tasses de sucre
- 3-1/2 tasses de vinaigre (5%)
- 2 cuillères à café de graines de céleri
- 1 cuillère à soupe de piment entier
- 2 cuillères à soupe de graines de moutarde
- 1 tasse de citron vert mariné (facultatif)

Rendement : Environ 7 à 9 pintes

Les directions:

a) Lavez les concombres. Coupez 1/16 de pouce de l'extrémité de la fleur et jetez-la, mais laissez 1/4 de pouce de tige attachée. Trancher ou couper en lanières, si désiré. Placer dans un bol et saupoudrer de 1/3 tasse de sel. Couvrir de 2 pouces de glace pilée ou en cubes.

b) Réfrigérer 3 à 4 heures. Ajouter plus de glace au besoin. Bien égoutter.

c) Mélanger le sucre, le vinaigre, les graines de céleri, le piment de la Jamaïque et les graines de moutarde dans une bouilloire de 6 pintes. Chauffer jusqu'à ébullition.

d) Compresse chaude—Ajouter les concombres et chauffer lentement jusqu'à ce que la solution de vinaigre recommence à bouillir. Remuez de temps en temps pour vous assurer que le mélange chauffe uniformément. Remplissez les bocaux stériles en laissant un espace libre de 1/2 pouce.

e) Paquet cru—Remplissez les bocaux chauds en laissant un espace libre de 1/2 pouce. Ajouter le sirop de marinade chaud en laissant un espace libre de 1/2 pouce.

f) Retirez les bulles d'air et ajustez l'espace de tête si nécessaire. Essuyez les bords des bocaux avec une serviette en papier propre et humide.

64. Asperges marinées

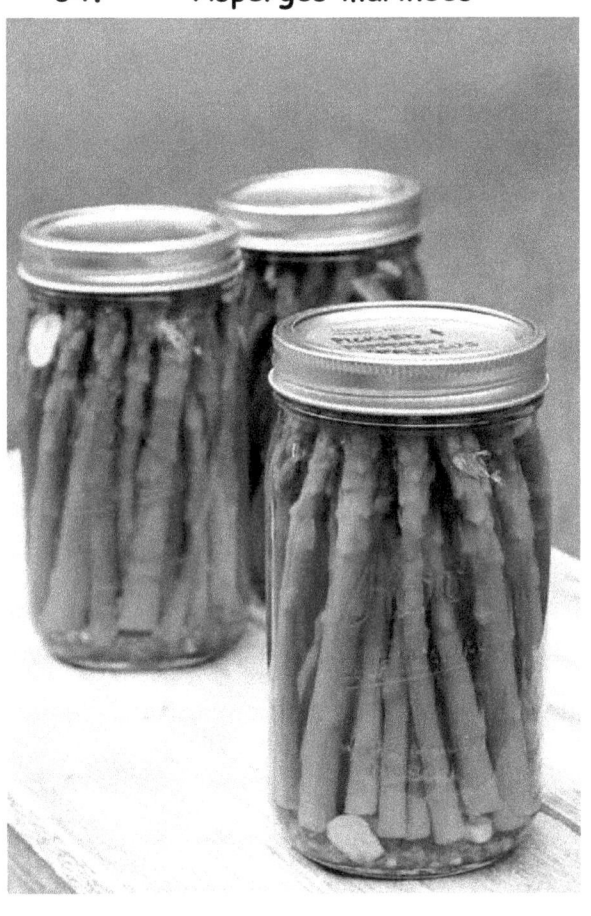

Ingrédients :

- 10 livres. asperges
- 6 grosses gousses d'ail
- 4-1/2 tasses d'eau
- 4-1/2 tasses de vinaigre blanc distillé (5 %)
- 6 petits piments forts (facultatif)
- 1/2 tasse de sel de conserve
- 3 cuillères à café de graines d'aneth

Rendement : 6 pots à large ouverture

Les directions :

a) Bien laver les asperges, mais délicatement, sous l'eau courante. Coupez les tiges du bas pour laisser des lances avec des pointes qui les placent dans le pot de conserve, en laissant un peu plus de 1/2 pouce d'espace libre. Pelez et lavez les gousses d'ail.

b) Placez une gousse d'ail au fond de chaque bocal et tassez bien les asperges dans des bocaux chauds avec les extrémités émoussées vers le bas. Dans une casserole de 8 pintes, mélanger l'eau, le vinaigre, les piments forts (facultatif), le sel et les graines d'aneth.

c) Porter à ébullition. Placer un piment (le cas échéant) dans chaque bocal sur les pointes d'asperges. Versez la saumure de marinade chaude bouillante sur les lances, en laissant un espace libre de 1/2 pouce.

d) Retirez les bulles d'air et ajustez l'espace de tête si nécessaire. Essuyez les bords des bocaux avec une serviette en papier propre et humide.

65. Haricots à l'aneth marinés

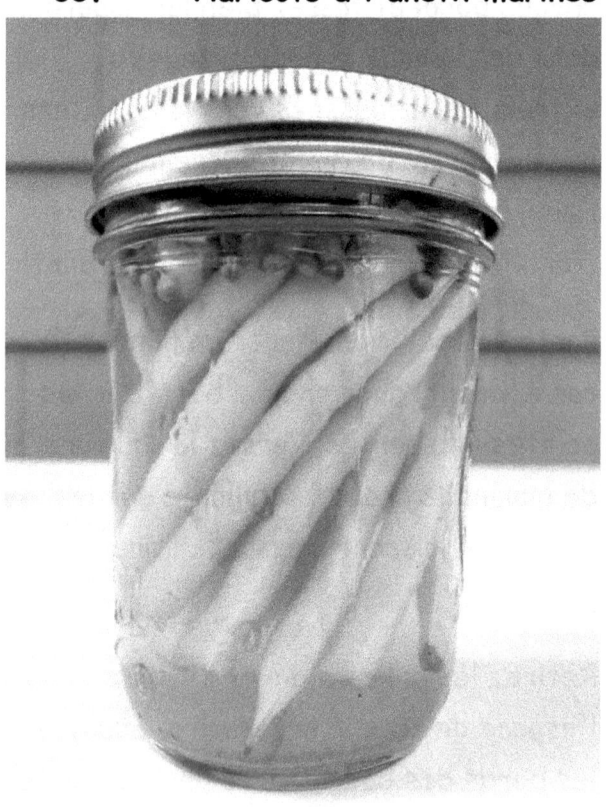

Ingrédients :

- 4 livres. haricots verts ou jaunes tendres frais
- 8 à 16 têtes d'aneth frais
- 8 gousses d'ail (facultatif)
- 1/2 tasse de sel de conserve ou de marinade
- 4 tasses de vinaigre blanc (5%)
- 4 tasses d'eau
- 1 cuillère à café de flocons de piment rouge fort

Rendement : Environ 8 pintes

Les directions:

a) Lavez et coupez les extrémités des haricots et coupez-les en longueurs de 4 pouces. Dans chaque pot stérile chaud, placez 1 à 2 têtes d'aneth et, si désiré, 1 gousse d'ail. Placez les haricots entiers debout dans des bocaux, en laissant un espace libre de 1/2 pouce.

b) Couper les haricots pour s'assurer qu'ils sont appropriés, si nécessaire. Mélanger le sel, le vinaigre, l'eau et les flocons de piment (si désiré). Porter à ébullition. Ajouter la solution chaude aux haricots, en laissant un espace libre de 1/2 pouce.

c) Retirez les bulles d'air et ajustez l'espace de tête si nécessaire. Essuyez les bords des bocaux avec une serviette en papier propre et humide.

66. Salade aux trois haricots marinés

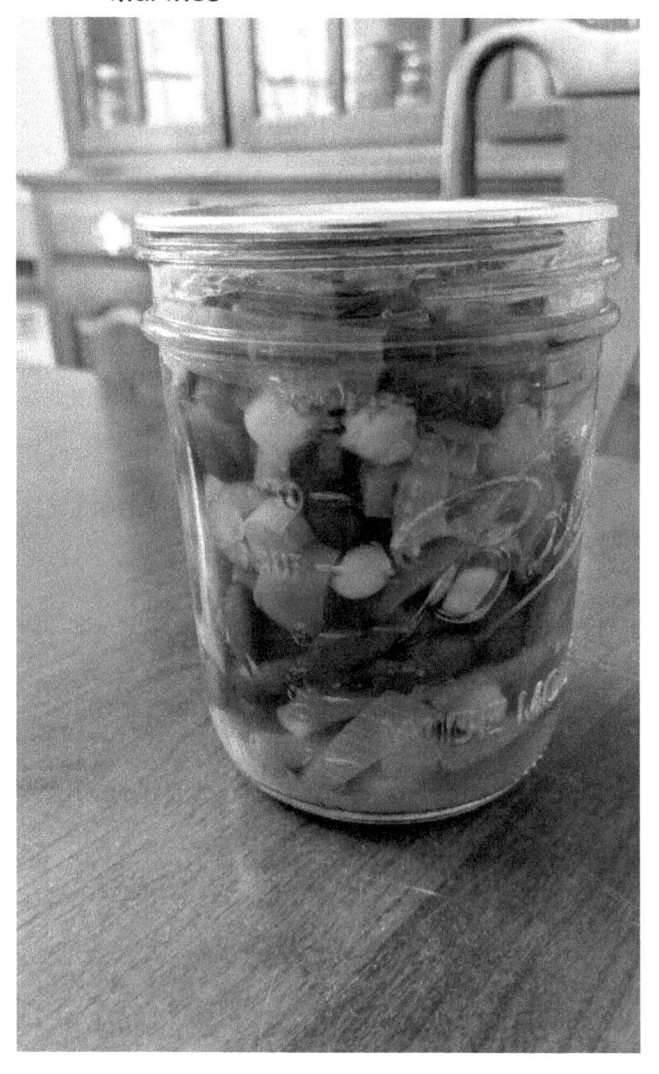

Ingrédients:

- 1-1/2 tasses de haricots verts/jaunes blanchis
- 1-1/2 tasses de haricots rouges en conserve, égouttés
- 1 tasse de pois chiches en conserve, égouttés
- 1/2 tasse d'oignon pelé et tranché finement
- 1/2 tasse de céleri paré et tranché finement
- 1/2 tasse de poivrons verts tranchés
- 1/2 tasse de vinaigre blanc (5%)
- 1/4 tasse de jus de citron en bouteille
- 3/4 tasse de sucre
- 1/4 tasse d'huile
- 1/2 cuillères à café de sel de conserve ou de marinade
- 1-1/4 tasse d'eau

Rendement : Environ 5 à 6 demi-pintes

Les directions:

a) Laver et casser les extrémités des haricots frais. Couper ou casser en morceaux de 1 à 2 pouces.

b) Blanchir 3 minutes et refroidir immédiatement. Rincez les haricots rouges à l'eau du robinet et égouttez-les à nouveau. Préparez et mesurez tous les autres légumes.

c) Mélanger le vinaigre, le jus de citron, le sucre et l'eau et porter à ébullition. Retirer du feu.

d) Ajouter l'huile et le sel et bien mélanger. Ajouter les haricots, les oignons, le céleri et le poivron vert à la solution et porter à ébullition.

e) Laisser mariner 12 à 14 heures au réfrigérateur, puis porter le tout à ébullition. Remplissez les bocaux chauds avec des solides. Ajouter le liquide chaud en laissant un espace libre de 1/2 pouce.

f) Retirez les bulles d'air et ajustez l'espace de tête si nécessaire. Essuyez les bords des bocaux avec une serviette en papier propre et humide.

67.   Betteraves marinées

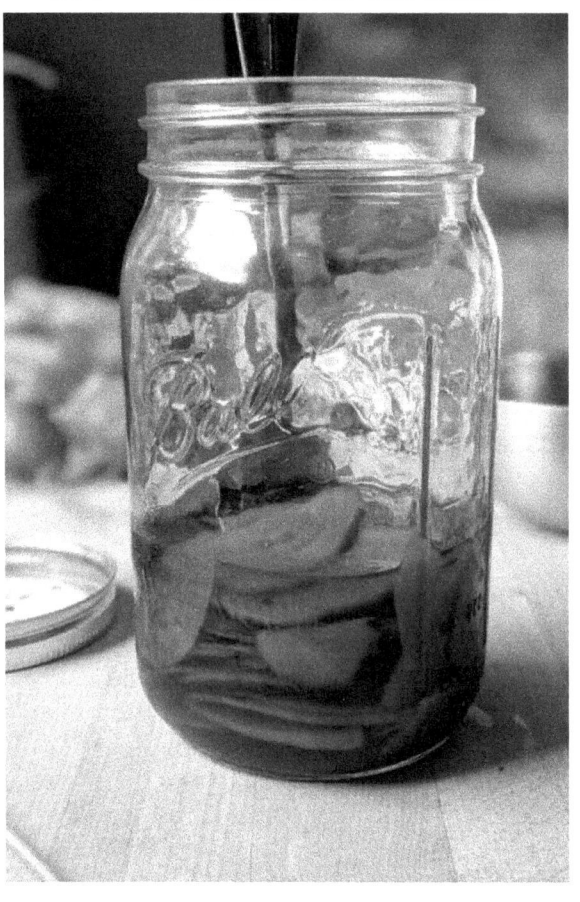

Ingrédients:

- 7 livres. de betteraves de 2 à 2-1/2 pouces de diamètre
- 4 tasses de vinaigre (5%)
- 1-1/2 cuillères à café de sel de conserve ou de marinade
- 2 tasses de sucre
- 2 tasses d'eau
- 2 bâtons de cannelle
- 12 clous de girofle entiers
- 4 à 6 oignons (2 à 2-1/2 pouces de diamètre),

Rendement : Environ 8 pintes

Les directions:

a) Coupez les sommets des betteraves en laissant 1 pouce de tige et de racines pour éviter le saignement de la couleur.

b) Laver soigneusement. Trier par taille. Couvrir des tailles similaires avec de l'eau bouillante et cuire jusqu'à tendreté (environ 25 à 30 minutes). Attention : Vidangez et jetez le liquide. Betteraves fraîches. Garniture des racines et des tiges et glissement des peaux. Couper en tranches de 1/4 de pouce. Eplucher et émincer les oignons.

c) Mélanger le vinaigre, le sel, le sucre et l'eau fraîche. Mettez les épices dans un sac en étamine et ajoutez-les au mélange de vinaigre. Porter à ébullition. Ajouter les betteraves et les oignons. Mijoter 5 minutes. Retirer le sac d'épices.

d) Remplissez les bocaux chauds de betteraves et d'oignons, en laissant un espace libre de 1/2 pouce. Ajouter une solution de vinaigre chaud, en laissant un espace libre de 1/2 pouce.

e) Retirez les bulles d'air et ajustez l'espace de tête si nécessaire. Essuyez les bords des bocaux avec une serviette en papier propre et humide.

68. Carottes marinées

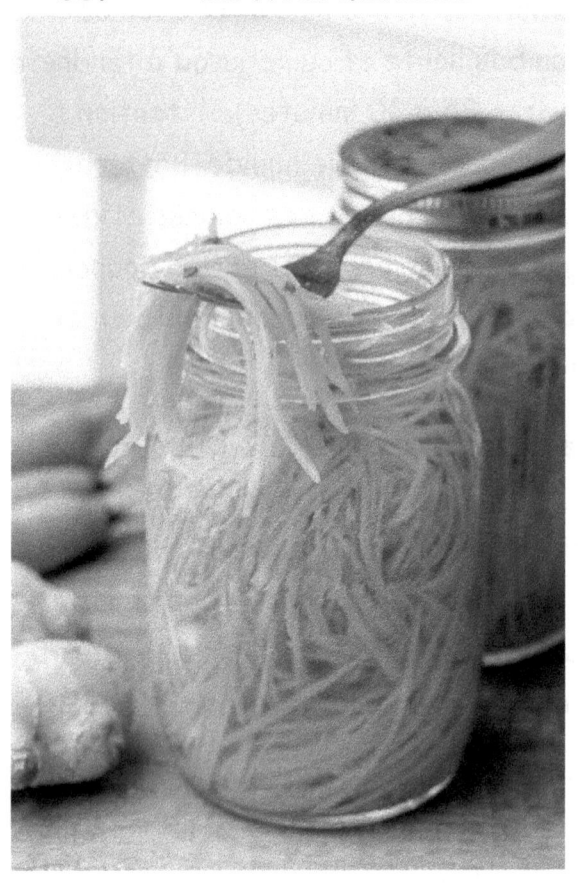

Ingrédients:

- 2-3/4 livres. carottes pelées
- 5-1/2 tasses de vinaigre blanc (5%)
- 1 tasse d'eau
- 2 tasses de sucre
- 2 cuillères à café de sel de conserve
- 8 cuillères à café de graines de moutarde
- 4 cuillères à café de graines de céleri

Rendement : Environ 4 pintes

Les directions:

a) Laver et éplucher les carottes. Couper en rondelles d'environ 1/2 pouce d'épaisseur.

b) Mélangez le vinaigre, l'eau, le sucre et le sel de conserve dans un faitout ou une marmite de 8 pintes. Porter à ébullition et faire bouillir 3 minutes. Ajouter les carottes et ramener à ébullition. Baisser ensuite le feu et laisser mijoter jusqu'à mi-cuisson (environ 10 minutes).

c) Pendant ce temps, placez 2 cuillères à café de graines de moutarde et 1 cuillère à café de graines de céleri dans chaque pot de pinte chaude vide. Remplissez les pots de carottes chaudes, en laissant un espace libre de 1 pouce. Remplir de liquide de décapage chaud, en laissant un espace libre de 1/2 pouce.

d) Retirez les bulles d'air et ajustez l'espace de tête si nécessaire. Essuyez les bords des bocaux avec une serviette en papier propre et humide.

69.   Chou-fleur mariné/Bruxelles

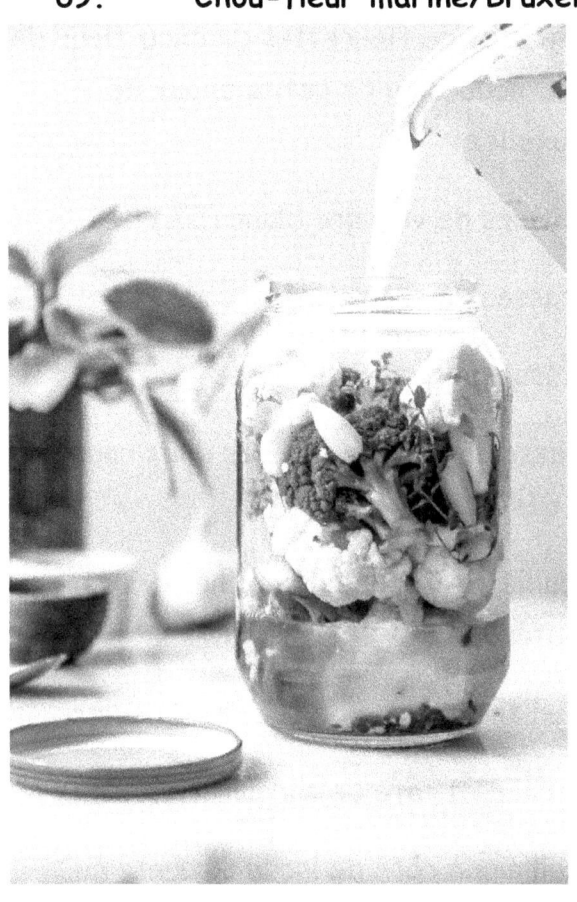

Ingrédients:

- 12 tasses de fleurettes de chou-fleur de 1 à 2 pouces ou de petits choux de Bruxelles
- 4 tasses de vinaigre blanc (5%)
- 2 tasses de sucre
- 2 tasses d'oignons émincés
- 1 tasse de poivrons rouges doux coupés en dés
- 2 cuillères à soupe de graines de moutarde
- 1 cuillère à soupe de graines de céleri
- 1 cuillère à café de curcuma
- 1 cuillère à café de laque piquante au piment rouge

Rendement : Environ 9 demi-pintes

Les directions:

a) Lavez les fleurettes de chou-fleur ou les choux de Bruxelles et faites-les bouillir dans de l'eau salée (4 cuillères à café de sel de conserve par gallon d'eau) pendant 3 minutes pour le chou-fleur et 4 minutes pour les choux de Bruxelles. Égoutter et refroidir.

b) Mélanger le vinaigre, le sucre, l'oignon, le poivron rouge coupé en dés et les épices dans une grande casserole. Porter à ébullition et laisser mijoter 5 minutes.

c) Répartir l'oignon et le poivron en dés dans les bocaux. Remplissez les bocaux chauds de morceaux et de solution de décapage, en laissant un espace libre de 1/2 pouce.

d) Retirez les bulles d'air et ajustez l'espace de tête si nécessaire. Essuyez les bords des bocaux avec une serviette en papier propre et humide.

70. Salade de chayotte et de jicama

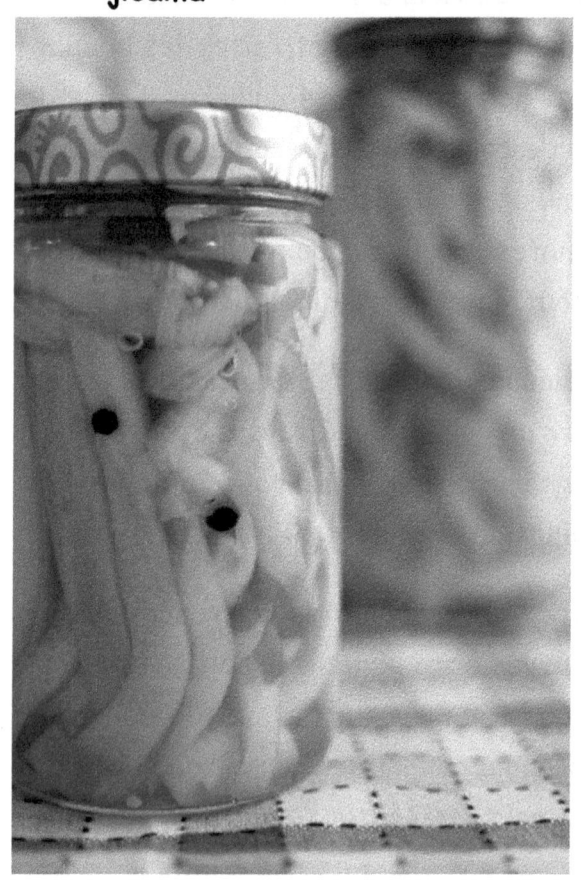

Ingrédients:

- 4 tasses de jicama en julienne
- 4 tasses de chayote en julienne
- 2 tasses de poivron rouge haché
- 2 piments forts hachés
- 2-1/2 tasses d'eau
- 2-1/2 tasses de vinaigre de cidre (5%)
- 1/2 tasse de sucre blanc
- 3-1/2 cuillères à café de sel de conserve
- 1 cuillère à café de graines de céleri (facultatif)

Rendement : Environ 6 demi-pintes

Les directions:

a) Attention : Portez des gants en plastique ou en caoutchouc et ne touchez pas votre visage lorsque vous manipulez ou coupez des piments forts. Si vous ne portez pas de gants, lavez-vous soigneusement les mains à l'eau et au savon avant de vous toucher le visage ou les yeux.

b) Lavez, épluchez et coupez en fines juliennes le jicama et la chayote, en jetant la graine de la chayote. Dans un faitout ou une marmite de 8 pintes, combiner tous les ingrédients sauf la chayotte. Porter à ébullition et faire bouillir pendant 5 minutes.

c) Baisser le feu jusqu'à frémissement et ajouter la chayotte. Ramenez à ébullition puis baissez le feu. Remplissez les solides chauds dans des bocaux chauds d'une demi-pinte, en laissant un espace libre de 1/2 pouce.

d) Couvrir avec le liquide de cuisson bouillant, en laissant un espace libre de 1/2 pouce.

e) Retirez les bulles d'air et ajustez l'espace de tête si nécessaire. Essuyez les bords des bocaux avec une serviette en papier propre et humide.

71. Jicama mariné au pain et au beurre

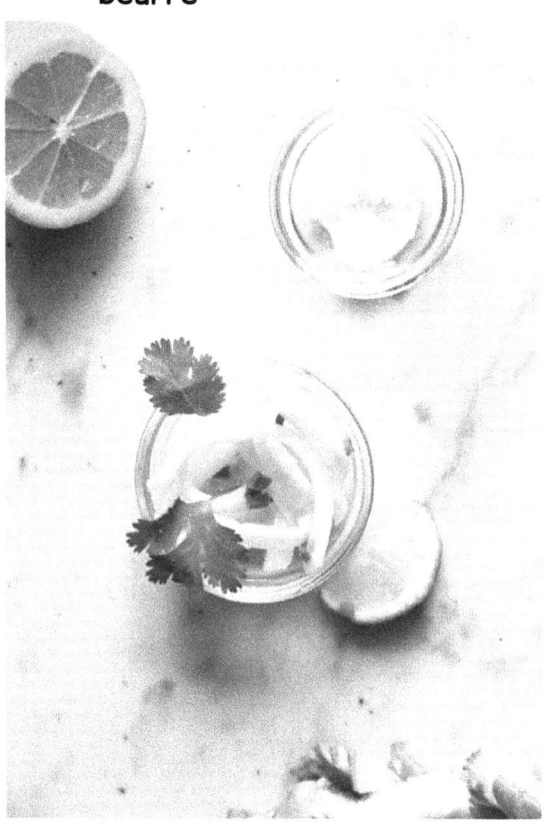

Ingrédients:

- 14 tasses de jicama en cubes
- 3 tasses d'oignon émincé
- 1 tasse de poivron rouge haché
- 4 tasses de vinaigre blanc (5%)
- 4-1/2 tasses de sucre
- 2 cuillères à soupe de graines de moutarde
- 1 cuillère à soupe de graines de céleri
- 1 cuillère à café de curcuma moulu

Rendement : Environ 6 pintes

Les directions:

a) Mélanger le vinaigre, le sucre et les épices dans un faitout de 12 pintes ou une grande casserole. Remuer et porter à ébullition. Incorporer le jicama préparé, les tranches d'oignon et le poivron rouge. Remettre à ébullition, réduire le feu et laisser mijoter 5 minutes. Remuez de temps en temps.

b) Remplissez les solides chauds dans des pots de pinte chauds, en laissant un espace libre de 1/2 pouce. Couvrir avec le liquide de cuisson bouillant, en laissant un espace libre de 1/2 pouce.

c) Retirez les bulles d'air et ajustez l'espace de tête si nécessaire. Essuyez les bords des bocaux avec une serviette en papier propre et humide.

72. Champignons entiers marinés

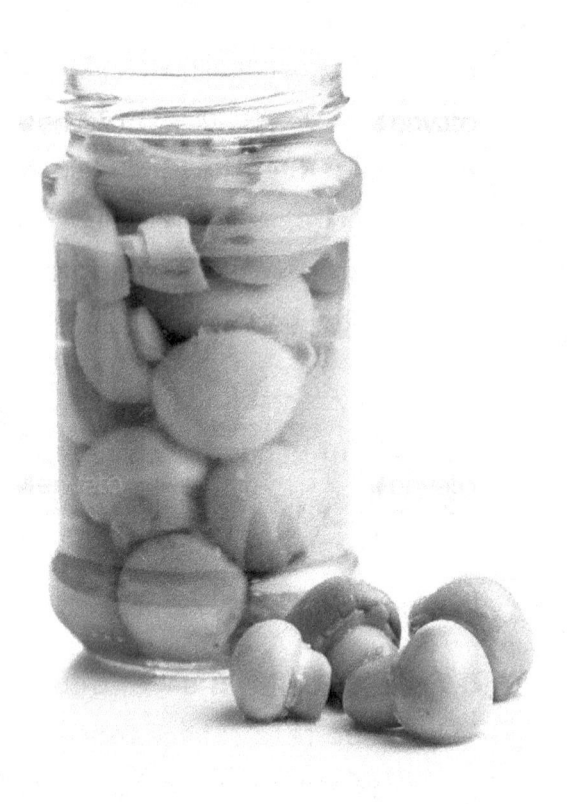

Ingrédients:

- 7 livres. petits champignons entiers
- 1/2 tasse de jus de citron en bouteille
- 2 tasses d'huile d'olive ou de salade
- 2-1/2 tasses de vinaigre blanc (5%)
- 1 cuillère à soupe de feuilles d'origan
- 1 cuillère à soupe de feuilles de basilic séchées
- 1 cuillère à soupe de sel de conserve ou de marinade
- 1/2 tasse d'oignons hachés
- 1/4 tasse de piment en dés
- 2 gousses d'ail, coupées en quartiers
- 25 grains de poivre noir

Rendement : Environ 9 demi-pintes

Les directions:

a) Sélectionnez des champignons très frais non ouverts avec des chapeaux de moins de 1-1/4 pouce de diamètre. Laver. Couper les tiges en laissant 1/4 de pouce attaché au capuchon. Ajouter le jus de citron et l'eau pour couvrir. Faire bouillir. Mijoter 5 minutes. Égouttez les champignons.

b) Mélanger l'huile d'olive, le vinaigre, l'origan, le basilic et le sel dans une casserole. Incorporer les oignons et le piment et porter à ébullition.

c) Placer 1/4 gousse d'ail et 2-3 grains de poivre dans un bocal d'une demi-pinte. Remplissez les bocaux chauds de champignons et d'une solution huile/vinaigre chaude et bien mélangée, en laissant un espace libre de 1/2 pouce.

d) Retirez les bulles d'air et ajustez l'espace de tête si nécessaire. Essuyez les bords des bocaux avec une serviette en papier propre et humide.

73. Gombo mariné à l'aneth

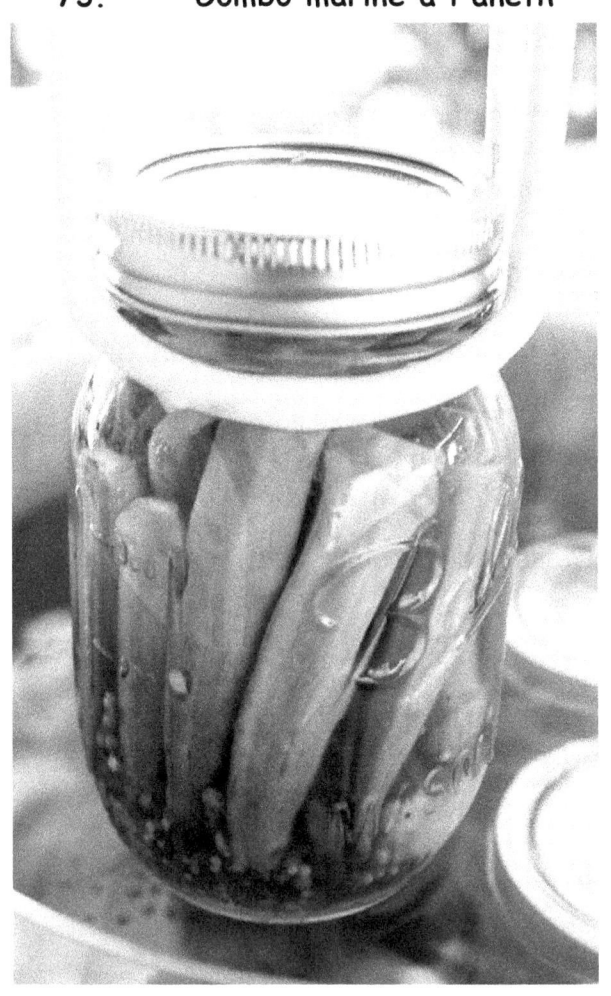

Ingrédients

- 7 livres. petites gousses de gombo
- 6 petits piments forts
- 4 cuillères à café de graines d'aneth
- 8 à 9 gousses d'ail
- 2/3 tasse de sel de conserve ou de marinade
- 6 tasses d'eau
- 6 tasses de vinaigre (5%)

Rendement : Environ 8 à 9 pintes

Les directions:

a) Lavez et coupez les gombos. Remplissez fermement les bocaux chauds avec du gombo entier, en laissant un espace libre de 1/2 pouce. Mettre 1 gousse d'ail dans chaque bocal.

b) Mélanger le sel, les piments forts, les graines d'aneth, l'eau et le vinaigre dans une grande casserole et porter à ébullition. Versez la solution de décapage chaude sur le gombo, en laissant un espace libre de 1/2 pouce.

c) Retirez les bulles d'air et ajustez l'espace de tête si nécessaire. Essuyez les bords des bocaux avec une serviette en papier propre et humide.

74.   Oignons perlés marinés

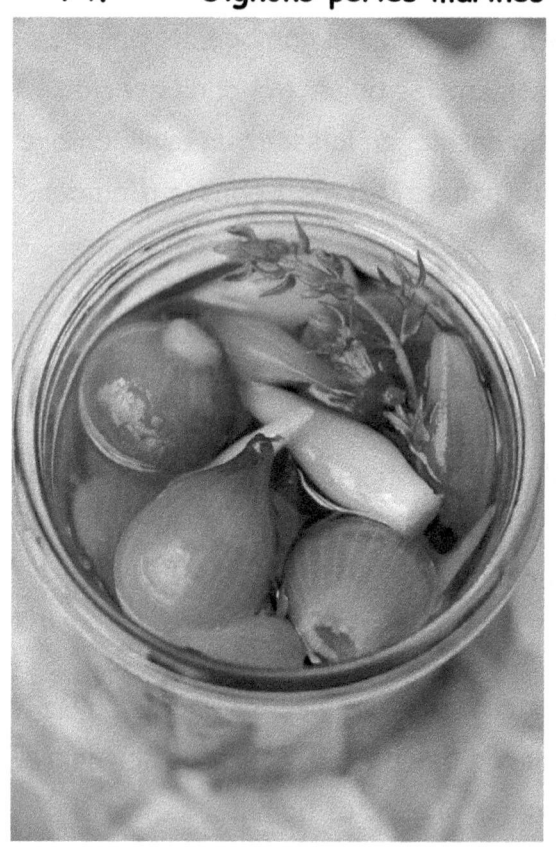

Ingrédients:

- 8 tasses d'oignons perlés blancs pelés
- 5-1/2 tasses de vinaigre blanc (5%)
- 1 tasse d'eau
- 2 cuillères à café de sel de conserve
- 2 tasses de sucre
- 8 cuillères à café de graines de moutarde
- 4 cuillères à café de graines de céleri

Rendement : Environ 3 à 4 pintes

Les directions:

a) Pour éplucher les oignons, placez-en quelques-uns à la fois dans un panier ou une passoire en treillis métallique, plongez-les dans de l'eau bouillante pendant 30 secondes, puis retirez-les et placez-les dans de l'eau froide pendant 30 secondes. Coupez une tranche de

1/16e de pouce à partir de l'extrémité de la racine, puis retirez la peau et coupez 1/16e de pouce à l'autre extrémité de l'oignon.

b) Mélangez le vinaigre, l'eau, le sel et le sucre dans un faitout ou une marmite de 8 pintes. Porter à ébullition et faire bouillir 3 minutes.

c) Ajouter les oignons épluchés et ramener à ébullition. Baisser le feu et laisser mijoter jusqu'à mi-cuisson (environ 5 minutes).

d) Pendant ce temps, placez 2 cuillères à café de graines de moutarde et 1 cuillère à café de graines de céleri dans chaque pot de pinte chaude vide. Remplir d'oignons chauds, en laissant un espace libre de 1 pouce. Remplir de liquide de décapage chaud, en laissant un espace libre de 1/2 pouce.

e) Retirez les bulles d'air et ajustez l'espace de tête si nécessaire. Essuyez les bords des bocaux avec une serviette en papier propre et humide.

75.   Poivrons marinés

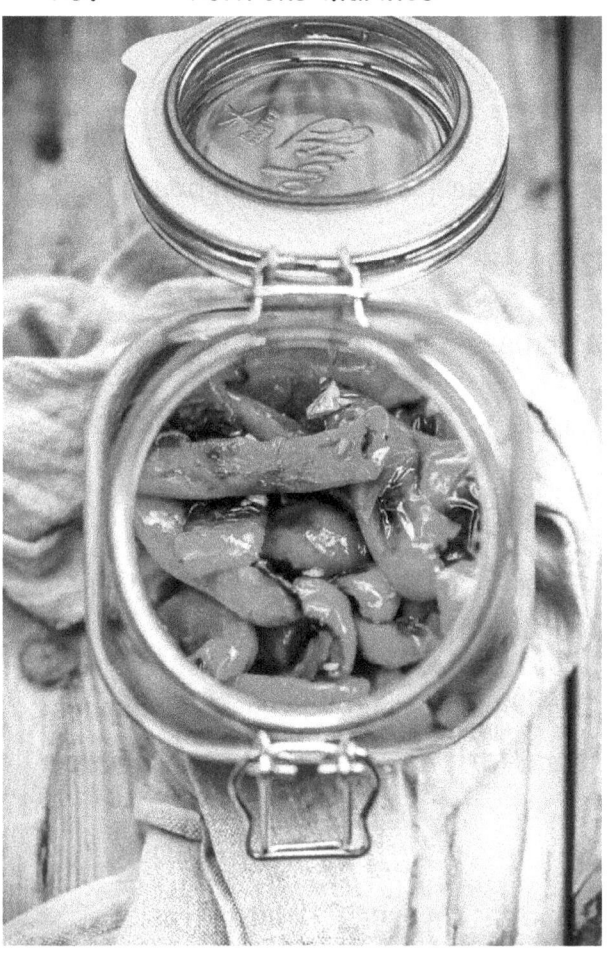

Ingrédients:

- Bell, hongrois, banane ou jalapeño
- 4 livres. poivrons fermes
- 1 tasse de jus de citron en bouteille
- 2 tasses de vinaigre blanc (5%)
- 1 cuillère à soupe de feuilles d'origan
- 1 tasse d'huile d'olive ou de salade
- 1/2 tasse d'oignons hachés
- 2 gousses d'ail, coupées en quatre (facultatif)
- 2 cuillères à soupe de raifort préparé (facultatif)

Rendement : Environ 9 demi-pintes

Les directions:

a) Sélectionnez votre piment préféré. Attention : si vous sélectionnez des piments forts, portez des gants en plastique ou en caoutchouc et ne touchez pas votre visage lorsque vous manipulez ou coupez des piments forts.

b) Lavez, coupez deux à quatre fentes dans chaque piment et blanchissez-les dans de l'eau bouillante ou faites des cloques sur les piments forts à peau dure en utilisant l'une de ces deux méthodes :

c) Méthode au four ou au gril pour cloquer les peaux - Placer les poivrons dans un four chaud (400 ° F) ou sous un gril pendant 6 à 8 minutes jusqu'à ce que les peaux cloquent.

d) Méthode de la cuisinière pour cloquer les peaux – Couvrir le brûleur chaud (à gaz ou électrique) avec un treillis métallique épais.

e) Placer les poivrons sur le brûleur pendant plusieurs minutes jusqu'à ce que la peau boursoufle.

f) Après avoir cloqué les peaux, placez les poivrons dans une casserole et couvrez d'un linge humide. (Cela facilitera l'épluchage des poivrons.) Laisser refroidir plusieurs minutes; pelure de peaux. Aplatir les poivrons entiers.

g) Mélanger tous les ingrédients restants dans une casserole et porter à ébullition. Placez 1/4 gousse d'ail (facultatif) et 1/4 cuillère à café de sel dans chaque pot chaud d'une demi-pinte ou 1/2 cuillère à café par pinte. Remplir des bocaux chauds de poivrons. Ajouter une solution chaude et bien mélangée d'huile / de marinade sur les poivrons, en laissant un espace libre de 1/2 pouce.

h) Retirez les bulles d'air et ajustez l'espace de tête si nécessaire. Essuyez les bords des bocaux avec une serviette en papier propre et humide.

76.	Poivrons marinés

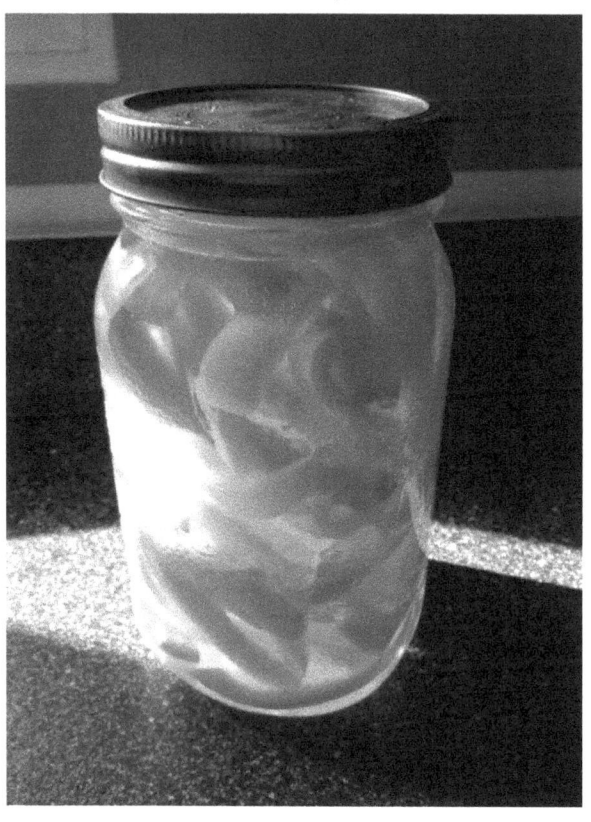

Ingrédients:

- 7 livres. poivrons
- 3-1/2 tasses de sucre
- 3 tasses de vinaigre (5%)
- 3 tasses d'eau
- 9 gousses d'ail
- 4-1/2 cuillères à café de sel de conserve ou de marinade

Rendement : Environ 9 pintes

Les directions:

a) Lavez les poivrons, coupez-les en quartiers, retirez les noyaux et les pépins et coupez les imperfections. Couper les poivrons en lanières. Faire bouillir le sucre, le vinaigre et l'eau pendant 1 minute.

b) Ajouter les poivrons et porter à ébullition. Placer 1/2 gousse d'ail et 1/4 de cuillère à café de sel dans chaque pot d'une demi-pinte stérile chaud; doublez les quantités pour les pots d'une pinte.

c) Ajouter les lanières de poivron et couvrir du mélange de vinaigre chaud, en laissant 1/2 pouce

77. Piments forts marinés

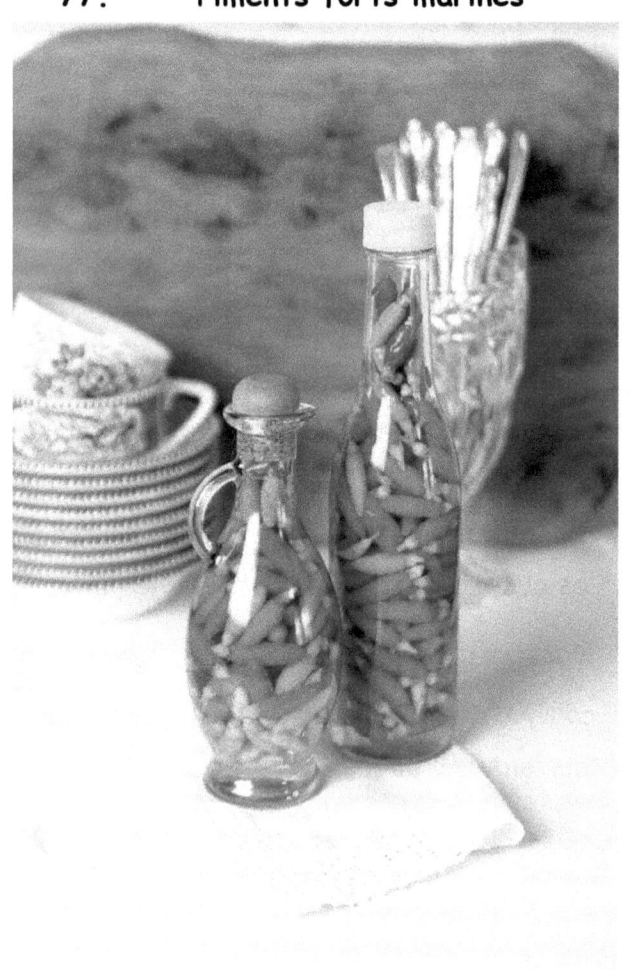

Ingrédients:

- Hongrois, banane, chili, jalapeño
- 4 livres. poivrons longs rouges, verts ou jaunes chauds
- 3 livres. poivrons doux rouges et verts, mélangés
- 5 tasses de vinaigre (5%)
- 1 tasse d'eau
- 4 cuillères à café de sel de conserve ou de marinade
- 2 cuillères à soupe de sucre
- 2 gousses d'ail

Rendement : Environ 9 pintes

Les directions:

a) Attention : Portez des gants en plastique ou en caoutchouc et ne touchez pas votre visage lorsque vous manipulez ou coupez des piments forts. Si vous ne portez pas de gants, lavez-vous soigneusement les mains à l'eau et au savon avant de vous toucher le visage ou les yeux.

b) Laver les poivrons. Si les petits poivrons sont laissés entiers, coupez 2 à 4 fentes dans chacun. Quart de gros poivrons.

c) Blanchir dans de l'eau bouillante ou cloquer la peau des piments forts à peau dure en utilisant l'une de ces deux méthodes :

d) Méthode au four ou au gril pour cloquer les peaux - Placer les poivrons dans un four chaud (400 °F) ou sous un gril pendant 6 à 8 minutes jusqu'à ce que les peaux cloquent.

e) Méthode de la cuisinière pour cloquer les peaux – Couvrir le brûleur chaud (à gaz ou électrique) avec un treillis métallique épais.

f) Placer les poivrons sur le brûleur pendant plusieurs minutes jusqu'à ce que la peau boursoufle.

g) Après avoir cloqué les peaux, placez les poivrons dans une casserole et couvrez d'un linge humide. (Cela facilitera l'épluchage des poivrons.) Laisser refroidir plusieurs minutes; pelure de peaux. Aplatir les petits poivrons. Quart de gros poivrons. Remplissez les bocaux chauds de poivrons, en laissant un espace libre de 1/2 pouce.

h) Mélanger et chauffer les autres ingrédients jusqu'à ébullition et laisser mijoter 10 minutes. Retirer l'ail. Ajouter la solution de marinade chaude sur les poivrons, en laissant un espace libre de 1/2 pouce.

i) Retirez les bulles d'air et ajustez l'espace de tête si nécessaire. Essuyez les bords des bocaux avec une serviette en papier propre et humide.

78. Rondelles de piment jalapeño mariné

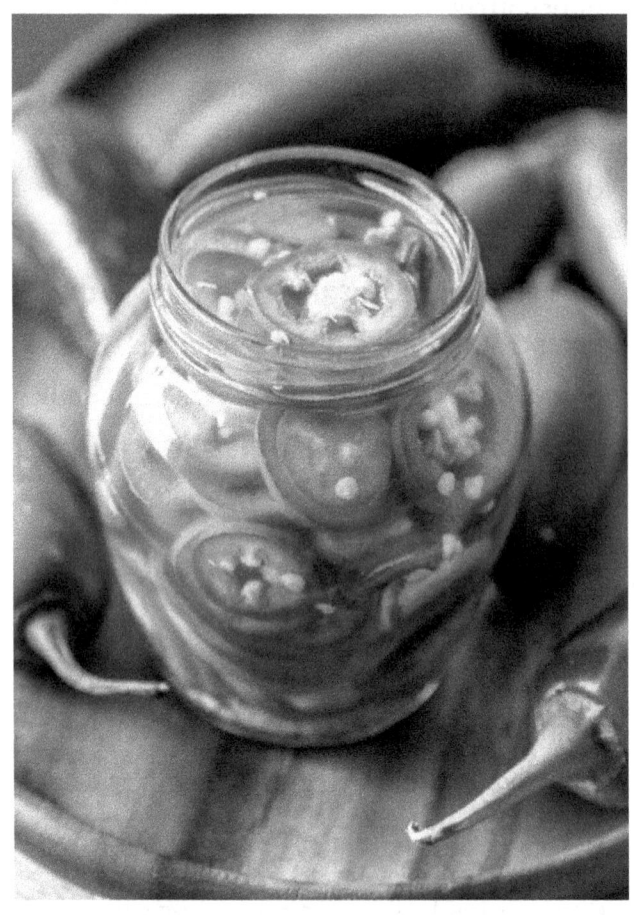

Ingrédients:

- 3 livres. Piments jalapeno
- 1-1/2 tasses de citron vert mariné
- 1-1/2 gallons d'eau
- 7-1/2 tasses de vinaigre de cidre (5%)
- 1-3/4 tasses d'eau
- 2-1/2 cuillères à soupe de sel de conserve
- 3 cuillères à soupe de graines de céleri
- 6 cuillères à soupe de graines de moutarde

Rendement : environ 6 pots de pinte

Les directions:

a) Attention : Portez des gants en plastique ou en caoutchouc et ne touchez pas votre visage lorsque vous manipulez ou coupez des piments forts.

b) Lavez bien les poivrons et coupez-les en tranches de 1/4 de pouce d'épaisseur. Jeter l'extrémité de la tige.

c) Mélangez 1-1/2 tasse de chaux de décapage avec 1-1/2 gallon d'eau dans un récipient en acier inoxydable, en verre ou en plastique de qualité alimentaire. Éviter d'inhaler la poussière de chaux lors du mélange de la solution de chaux et d'eau.

d) Faire tremper les tranches de poivron dans l'eau de chaux, au réfrigérateur, pendant 18 heures en remuant de temps en temps (12 à 24 heures peuvent être utilisées). Égoutter la solution de citron vert des rondelles de poivron trempées.

e) Rincez les poivrons doucement mais abondamment avec de l'eau. Couvrir les rondelles de poivrons d'eau fraîche froide et laisser tremper, au réfrigérateur, 1 heure. Égoutter l'eau des poivrons. Répétez les étapes de rinçage, de trempage et de vidange deux fois de plus. Bien égoutter à la fin.

f) Placez 1 cuillère à soupe de graines de moutarde et 1-1/2 cuillères à café de graines de céleri au fond de chaque pot de pinte chaude. Emballez les rondelles de poivron égouttées dans les bocaux, en laissant un espace libre de 1/2 pouce. Porter le vinaigre de cidre, 1 3/4 tasse d'eau et le sel de conserve à ébullition à feu vif. Verser la solution de saumure chaude bouillante sur les rondelles de poivre dans des bocaux, en laissant un espace libre de 1/2 pouce.

g) Retirez les bulles d'air et ajustez l'espace de tête si nécessaire. Essuyez les bords des bocaux avec une serviette en papier propre et humide.

79. Rondelles de poivrons jaunes marinés

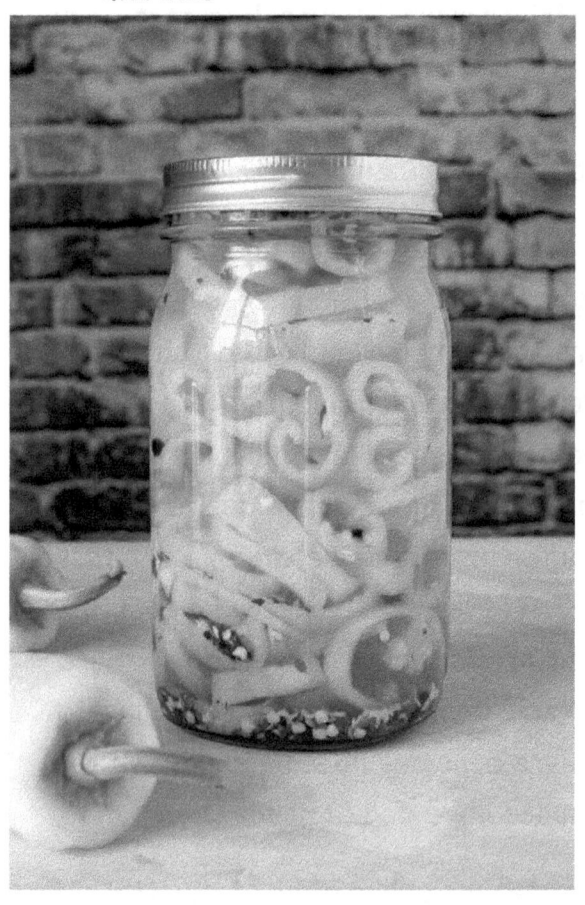

Ingrédients :

- 2-1/2 à 3 livres. poivrons jaunes (bananes)
- 2 cuillères à soupe de graines de céleri
- 4 cuillères à soupe de graines de moutarde
- 5 tasses de vinaigre de cidre (5%)
- 1-1/4 tasse d'eau
- 5 cuillères à café de sel de conserve

Rendement : Environ 4 pots de pinte

Les directions:

a) Bien laver les poivrons et retirer le pédoncule; trancher les poivrons en rondelles de 1/4 de pouce d'épaisseur. Placez 1/2 cuillère à soupe de graines de céleri et 1 cuillère à soupe de graines de moutarde au fond de chaque pot de pinte chaude vide.

b) Remplissez les rondelles de poivron dans des bocaux en laissant un espace libre de 1/2 pouce. Dans un faitout ou une casserole de 4 pintes, mélanger le vinaigre de cidre, l'eau et le sel; porter à ébullition. Couvrir les rondelles de poivron avec le liquide de décapage bouillant, en laissant un espace libre de 1/2 pouce.

c) Retirez les bulles d'air et ajustez l'espace de tête si nécessaire. Essuyez les bords des bocaux avec une serviette en papier propre et humide.

80.   Tomates vertes douces marinées

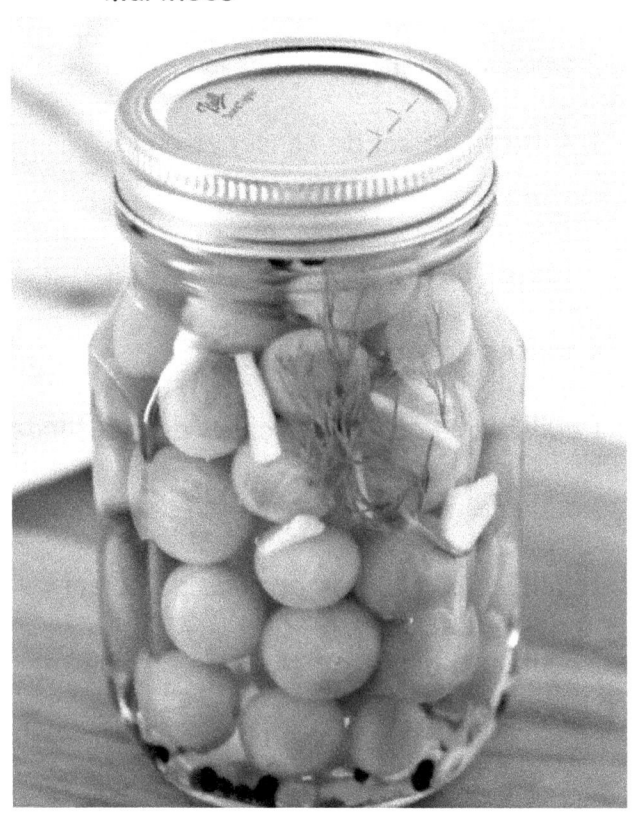

Ingrédients:

- 10 à 11 livres. de tomates vertes
- 2 tasses d'oignons tranchés
- 1/4 tasse de sel de conserve ou de marinade
- 3 tasses de cassonade
- 4 tasses de vinaigre (5%)
- 1 cuillère à soupe de graines de moutarde
- 1 cuillère à soupe de piment
- 1 cuillère à soupe de graines de céleri
- 1 cuillère à soupe de clous de girofle entiers

Rendement : Environ 9 pintes

Les directions:

a) Laver et couper les tomates et les oignons. Placer dans un bol, saupoudrer de 1/4 tasse de sel et laisser reposer 4 à

6 heures. Drainer. Chauffer et mélanger le sucre dans le vinaigre jusqu'à dissolution.

b) Attachez les graines de moutarde, le piment de la Jamaïque, les graines de céleri et les clous de girofle dans un sac à épices. Ajouter au vinaigre avec les tomates et les oignons. Si nécessaire, ajouter un minimum d'eau pour recouvrir les morceaux. Porter à ébullition et laisser mijoter 30 minutes en remuant au besoin pour éviter les brûlures. Les tomates doivent être tendres et transparentes lorsqu'elles sont bien cuites.

c) Retirer le sac d'épices. Remplissez le bocal chaud de solides et couvrez de solution de décapage chaude, en laissant un espace libre de 1/2 pouce.

d) Retirez les bulles d'air et ajustez l'espace de tête si nécessaire. Essuyez les bords des bocaux avec une serviette en papier propre et humide.

81. Légumes mélangés marinés

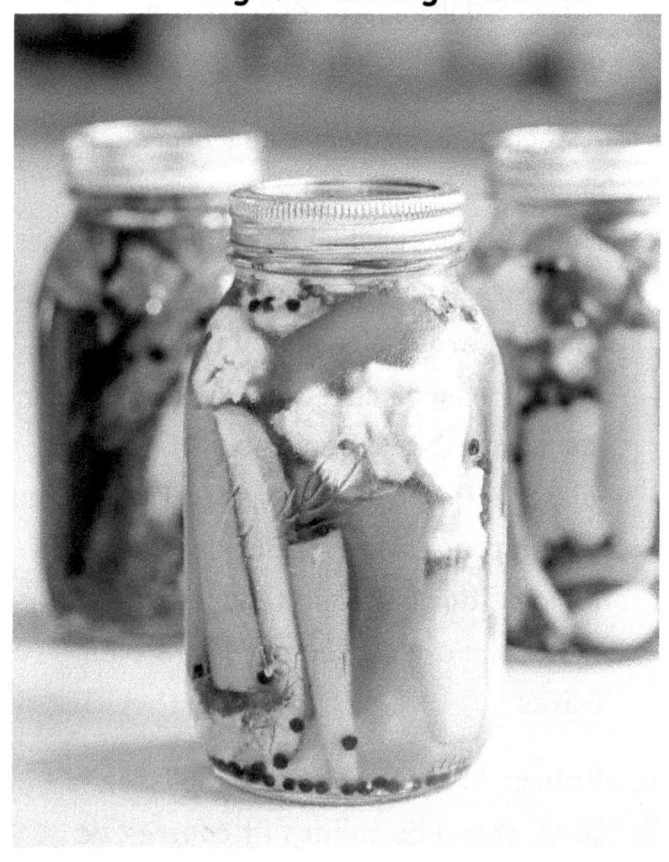

Ingrédients:

- 4 livres. de concombres marinés de 4 à 5 pouces
- 2 livres. petits oignons pelés et coupés en quartiers
- 4 tasses de céleri coupé (morceaux de 1 pouce)
- 2 tasses de carottes pelées et coupées (morceaux de 1/2 pouce)
- 2 tasses de poivrons rouges coupés (morceaux de 1/2 pouce)
- 2 tasses de bouquets de chou-fleur
- 5 tasses de vinaigre blanc (5%)
- 1/4 tasse de moutarde préparée
- 1/2 tasse de sel de conserve ou de marinade
- 3-1/2 tasses de sucre
- 3 cuillères à soupe de graines de céleri
- 2 cuillères à soupe de graines de moutarde

- 1/2 cuillères à café de clous de girofle entiers
- 1/2 cuillères à café de curcuma moulu

Rendement : Environ 10 pintes

Les directions:

a) Mélanger les légumes, couvrir de 2 pouces de glace en cubes ou pilée et réfrigérer 3 à 4 heures. Dans une bouilloire de 8 pintes, combiner le vinaigre et la moutarde et bien mélanger. Ajouter le sel, le sucre, les graines de céleri, les graines de moutarde, les clous de girofle, le curcuma. Porter à ébullition. Égouttez les légumes et ajoutez-les à la solution de marinade chaude.

b) Couvrir et porter lentement à ébullition. Égouttez les légumes mais conservez la solution de marinade. Remplissez les légumes dans des pots de pinte stériles chauds ou des pintes chaudes, en laissant un espace libre de 1/2 pouce. Ajouter la solution de décapage en laissant un espace libre de 1/2 pouce.

c) Retirez les bulles d'air et ajustez l'espace de tête si nécessaire. Essuyez les bords des bocaux avec une serviette en papier propre et humide.

82. Courgettes marinées au pain et au beurre

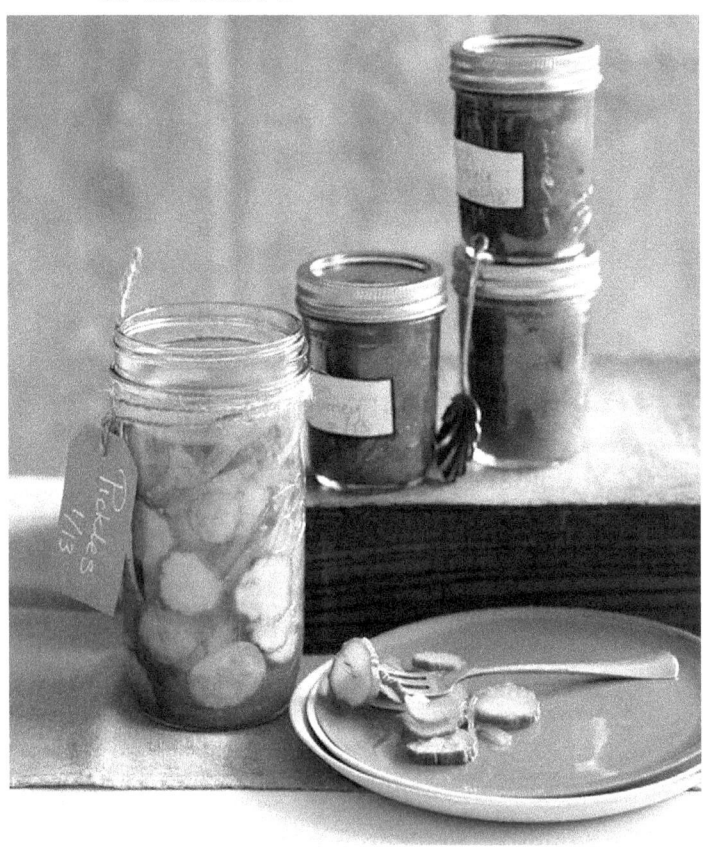

Ingrédients:

- 16 tasses de courgettes fraîches, tranchées
- 4 tasses d'oignons, tranchés finement
- 1/2 tasse de sel de conserve ou de marinade
- 4 tasses de vinaigre blanc (5%)
- 2 tasses de sucre
- 4 cuillères à soupe de graines de moutarde
- 2 cuillères à soupe de graines de céleri
- 2 cuillères à café de curcuma moulu

Rendement : Environ 8 à 9 pintes

Les directions:

a) Couvrir les tranches de courgettes et d'oignons avec 1 pouce d'eau et de sel. Laisser reposer 2 heures et bien égoutter. Mélanger le vinaigre, le sucre et les épices. Porter à ébullition et ajouter les courgettes et les oignons. Laisser mijoter 5 minutes et remplir les bocaux chauds avec le mélange et la solution de décapage, en laissant un espace libre de 1/2 pouce.

b) Retirez les bulles d'air et ajustez l'espace de tête si nécessaire. Essuyez les bords des bocaux avec une serviette en papier propre et humide.

83. Relish à la chayotte et à la poire

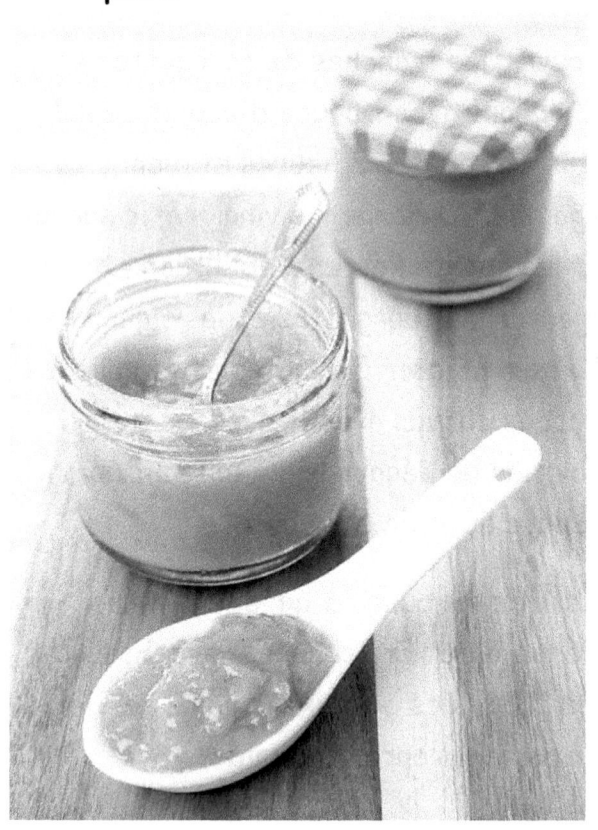

Ingrédients:

- 3-1/2 tasses de chayotte pelée en cubes
- 3 1/2 tasses de poires Seckel pelées et coupées en cubes
- 2 tasses de poivron rouge haché
- 2 tasses de poivron jaune haché
- 3 tasses d'oignon haché
- 2 piments Serrano, hachés
- 2-1/2 tasses de vinaigre de cidre (5%)
- 1-1/2 tasse d'eau
- 1 tasse de sucre blanc
- 2 cuillères à café de sel de conserve
- 1 cuillère à café de piment de la Jamaïque moulu
- 1 cuillère à café d'épices à tarte à la citrouille moulues

Rendement : environ 5 pots de pinte

Les directions:

a) Lavez, pelez et coupez la chayote et les poires en cubes de 1/2 pouce, en jetant les noyaux et les graines. Hacher les oignons et les poivrons. Mélanger le vinaigre, l'eau, le sucre, le sel et les épices dans un faitout ou une grande casserole. Porter à ébullition en remuant pour dissoudre le sucre.

b) Ajouter les oignons et les poivrons hachés; revenir à ébullition et laisser bouillir 2 minutes en remuant de temps en temps.

c) Ajouter la chayote et les poires en cubes; revenir au point d'ébullition et éteindre le feu. Remplissez les solides chauds dans des pots de pinte chauds, en laissant un espace libre de 1 pouce. Couvrir avec le liquide de cuisson bouillant, en laissant un espace libre de 1/2 pouce.

d) Retirez les bulles d'air et ajustez l'espace de tête si nécessaire. Essuyez les bords des bocaux avec une serviette en papier propre et humide.

84. Piccalilli

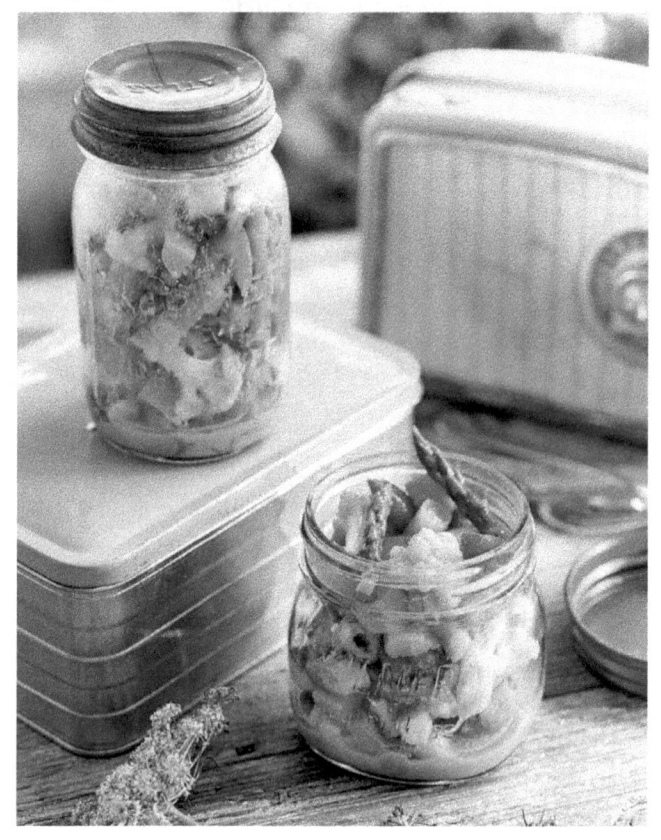

Ingrédients:

- 6 tasses de tomates vertes hachées
- 1-1/2 tasses de poivrons rouges doux hachés
- 1-1/2 tasses de poivrons verts hachés
- 2-1/4 tasses d'oignons hachés
- 7-1/2 tasses de chou haché
- 1/2 tasse de sel de conserve ou de marinade
- 3 cuillères à soupe d'épices à marinades mélangées entières
- 4-1/2 tasses de vinaigre (5 %)
- 3 tasses de cassonade

Rendement : Environ 9 demi-pintes

Les directions:

a) Lavez, hachez et mélangez les légumes avec 1/2 tasse de sel. Couvrir d'eau chaude et laisser reposer 12 heures. Égoutter et presser dans un chiffon blanc propre pour enlever tout liquide possible. Attachez les épices sans serrer dans un sac à épices et ajoutez-les au vinaigre et à la cassonade combinés et faites chauffer à ébullition dans une casserole.

b) Ajouter les légumes et faire bouillir doucement 30 minutes ou jusqu'à ce que le volume du mélange soit réduit de moitié. Retirer le sac d'épices.

c) Remplissez des bocaux stériles chauds avec le mélange chaud, en laissant un espace libre de 1/2 pouce.

d) Retirez les bulles d'air et ajustez l'espace de tête si nécessaire. Essuyez les bords des bocaux avec une serviette en papier propre et humide.

85.   Relish aux cornichons

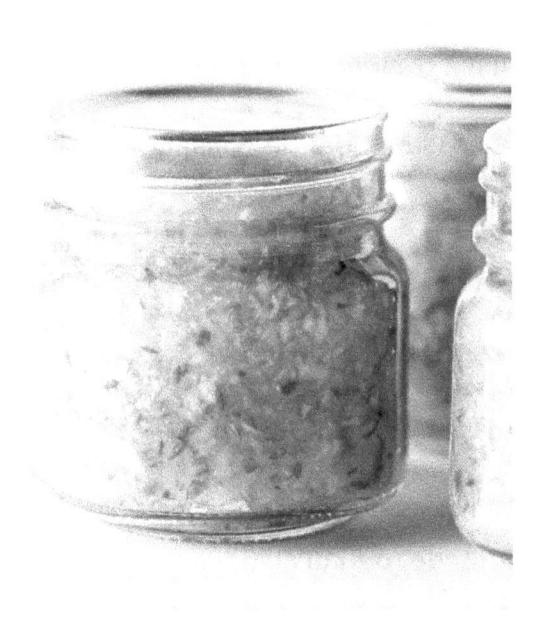

Ingrédients:

- 3 litres de concombres hachés
- 3 tasses chacun de poivrons verts et rouges hachés
- 1 tasse d'oignons hachés
- 3/4 tasse de sel de conserve ou de marinade
- 4 tasses de glace
- 8 tasses d'eau
- 2 tasses de sucre
- 4 cuillères à café de graines de moutarde, de curcuma, de piment de la Jamaïque entier et de clous de girofle entiers
- 6 tasses de vinaigre blanc (5%)

Rendement : Environ 9 pintes

Les directions:

a) Ajouter les concombres, les poivrons, les oignons, le sel et la glace à l'eau et laisser reposer 4 heures. Égoutter et recouvrir les légumes d'eau glacée fraîche pendant encore une heure. Égoutter à nouveau.

b) Mélanger les épices dans un sac à épices ou une étamine. Ajouter les épices au sucre et au vinaigre. Porter à ébullition et verser le mélange sur les légumes.

c) Couvrir et réfrigérer 24 heures. Chauffer le mélange à ébullition et à froid dans des bocaux chauds, en laissant un espace libre de 1/2 pouce.

d) Retirez les bulles d'air et ajustez l'espace de tête si nécessaire. Essuyez les bords des bocaux avec une serviette en papier propre et humide.

86.   Relish de maïs mariné

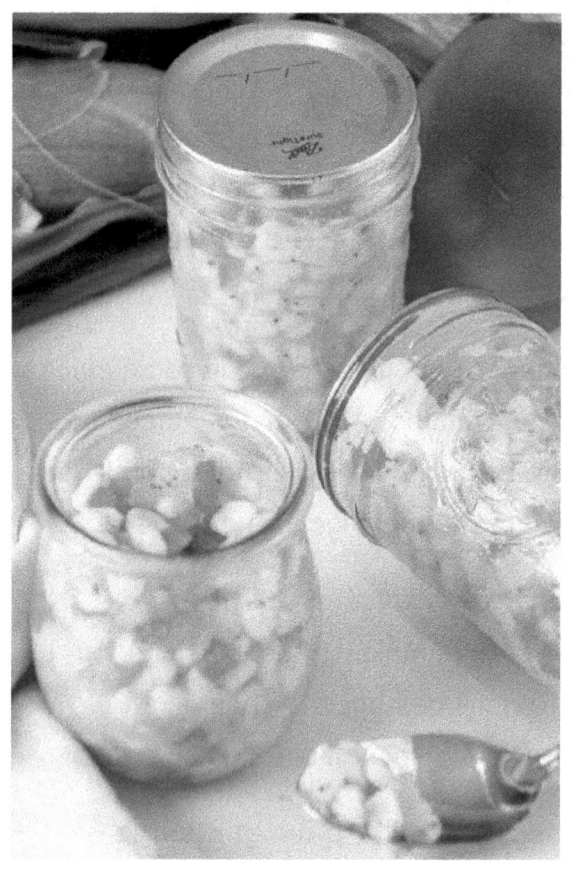

Ingrédients:

- 10 tasses de maïs frais en grains entiers
- 2-1/2 tasses de poivrons rouges doux coupés en dés
- 2-1/2 tasses de poivrons verts doux coupés en dés
- 2-1/2 tasses de céleri haché
- 1-1/4 tasses d'oignons en dés
- 1-3/4 tasses de sucre
- 5 tasses de vinaigre (5%)
- 2-1/2 cuillères à soupe de sel de conserve ou de marinade
- 2-1/2 cuillères à café de graines de céleri
- 2-1/2 cuillères à soupe de moutarde sèche
- 1-1/4 cuillères à café de curcuma

Rendement : Environ 9 pintes

Les directions:

a) Faire bouillir les épis de maïs 5 minutes. Tremper dans de l'eau froide. Coupez les grains entiers de l'épi ou utilisez six paquets de maïs congelés de 10 onces.

b) Mélanger les poivrons, le céleri, les oignons, le sucre, le vinaigre, le sel et les graines de céleri dans une casserole.

c) Porter à ébullition et laisser mijoter 5 minutes en remuant de temps en temps. Mélanger la moutarde et le curcuma dans 1/2 tasse du mélange mijoté. Ajouter ce mélange et le maïs au mélange chaud.

d) Laisser mijoter encore 5 minutes. Remplissez les bocaux chauds avec le mélange chaud, en laissant un espace libre de 1/2 pouce.

e) Retirez les bulles d'air et ajustez l'espace de tête si nécessaire. Essuyez les bords des bocaux avec une serviette en papier propre et humide.

87. Relish de tomates vertes marinées

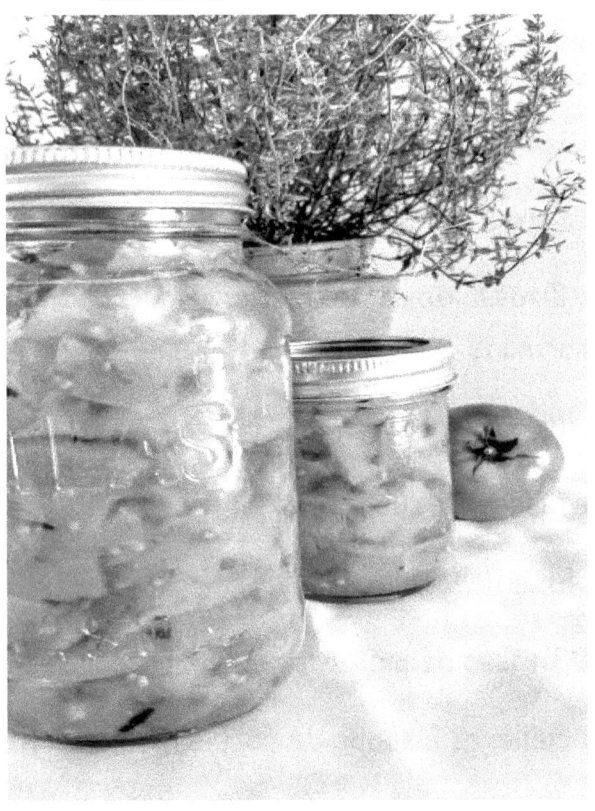

Ingrédients:

- 10 livres. petites tomates vertes dures
- 1-1/2 livres. poivrons rouges
- 1-1/2 livres. poivrons verts
- 2 livres. oignons
- 1/2 tasse de sel de conserve ou de marinade
- 1 litre d'eau
- 4 tasses de sucre
- 1 litre de vinaigre (5%)
- 1/3 tasse de moutarde jaune préparée
- 2 cuillères à soupe de fécule de maïs

Rendement : Environ 7 à 9 pintes

Les directions:

a) Laver et râper ou hacher grossièrement les tomates, les poivrons et les oignons. Dissoudre le sel dans l'eau et verser sur les légumes dans une grande marmite.

b) Porter à ébullition et laisser mijoter 5 minutes. Égoutter dans une passoire. Remettre les légumes dans la bouilloire.

c) Ajouter le sucre, le vinaigre, la moutarde et la fécule de maïs. Remuer pour mélanger. Porter à ébullition et laisser mijoter 5 minutes.

d) Remplissez des pots de pinte stériles chauds avec de la relish chaude, en laissant un espace libre de 1/2 pouce.

e) Retirez les bulles d'air et ajustez l'espace de tête si nécessaire. Essuyez les bords des bocaux avec une serviette en papier propre et humide.

88. Sauce au raifort mariné

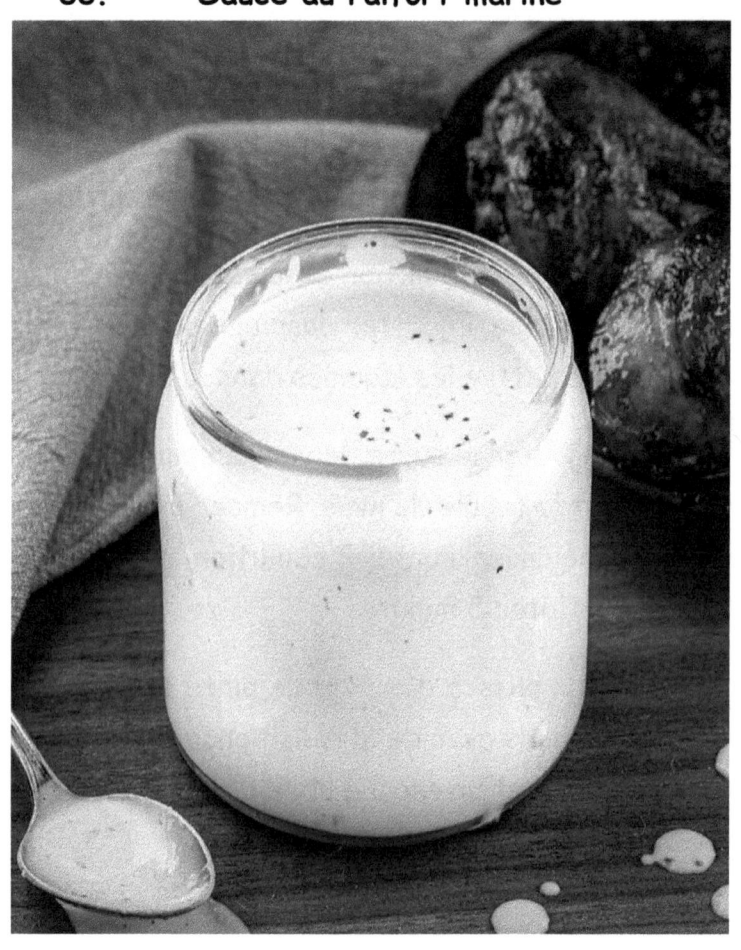

Ingrédients:

- 2 tasses (3/4 lb) de raifort fraîchement râpé
- 1 tasse de vinaigre blanc (5%)
- 1/2 cuillères à café de sel de conserve ou de marinade
- 1/4 cuillères à café d'acide ascorbique en poudre

Rendement : Environ 2 demi-pintes

Les directions:

a) Le piquant du raifort frais s'estompe en 1 à 2 mois, même au réfrigérateur. Par conséquent, faites seulement de petites quantités à la fois.

b) Lavez soigneusement les racines de raifort et pelez la peau extérieure brune. Les racines pelées peuvent être râpées dans un robot culinaire ou coupées en petits cubes et passées dans un hachoir à aliments.

c) Mélanger les ingrédients et le mal dans des bocaux stériles, en laissant un espace libre de 1/4 de pouce.

d) Fermer hermétiquement les bocaux et conserver au réfrigérateur.

89. Relish aux poivrons et oignons marinés

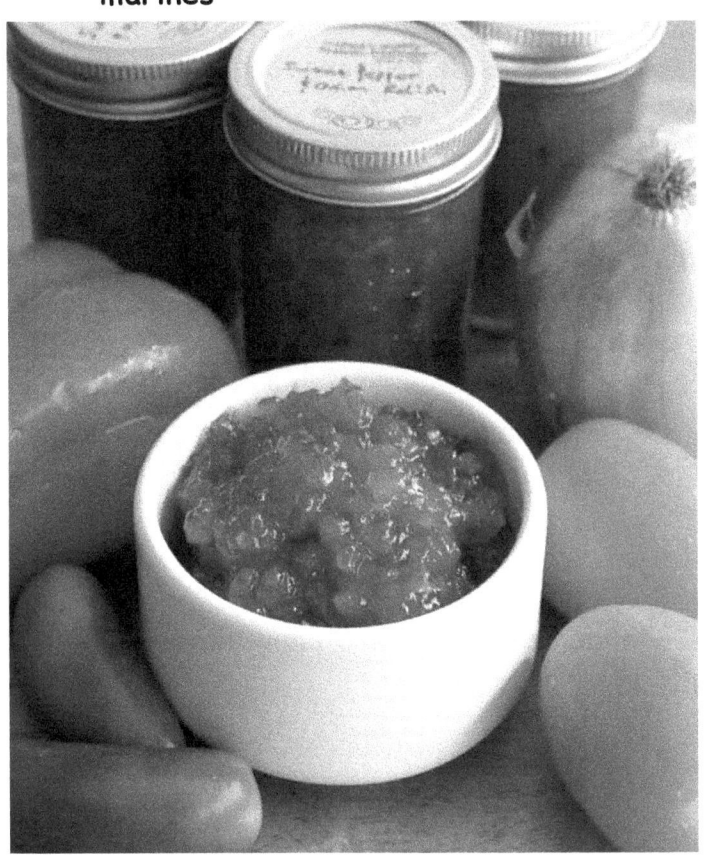

Ingrédients:

- 6 tasses d'oignons hachés
- 3 tasses de poivrons rouges doux hachés
- 3 tasses de piments verts hachés
- 1-1/2 tasse de sucre
- 6 tasses de vinaigre (5%), de préférence distillé blanc
- 2 cuillères à soupe de sel de conserve ou de marinade

Rendement : Environ 9 demi-pintes

Les directions:

a) Laver et hacher les légumes. Mélanger tous les ingrédients et faire bouillir doucement jusqu'à ce que le mélange épaississe et que le volume soit réduit de moitié (environ 30 minutes).

b) Remplissez des bocaux stériles chauds avec de la relish chaude, en laissant un espace libre de 1/2 pouce, et fermez hermétiquement.

c) Conserver au réfrigérateur et utiliser dans un délai d'un mois.

90. Relish épicée au jicama

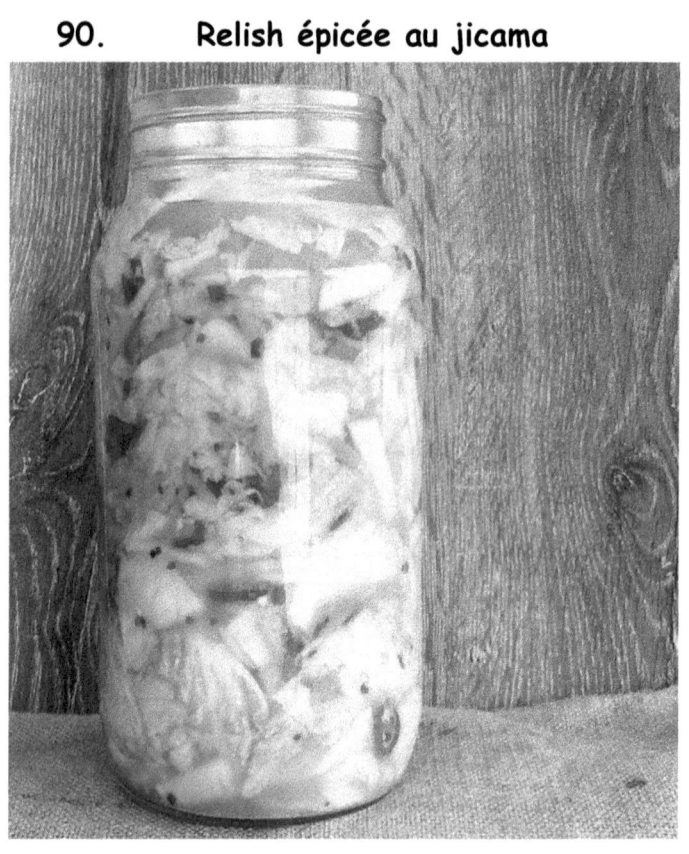

Ingrédients:

- 9 tasses de jicama en dés
- 1 cuillère à soupe d'épices à marinades mélangées entières
- 1 bâton de cannelle de deux pouces
- 8 tasses de vinaigre blanc (5%)
- 4 tasses de sucre
- 2 cuillères à café de piment rouge broyé
- 4 tasses de poivron jaune coupé en dés
- 4-1/2 tasses de poivron rouge coupé en dés
- 4 tasses d'oignon haché
- 2 piments frais

Rendement : Environ 7 pots de pinte

Les directions:

a) Attention : Portez des gants en plastique ou en caoutchouc et ne touchez pas votre visage lorsque vous manipulez ou coupez des piments forts. Lavez, pelez et coupez le jicama; dé.

b) Placer les épices à marinades et la cannelle sur un morceau de gaze 100 % coton propre à double épaisseur de 6 pouces carrés.

c) Rassemblez les coins et attachez-les avec une ficelle propre.

d) Dans un faitout ou une casserole de 4 pintes, combiner le sac d'épices à marinade, le vinaigre, le sucre et le piment rouge broyé. Porter à ébullition en remuant pour dissoudre le sucre. Incorporer le jicama coupé en dés, les poivrons doux, l'oignon et les fingerhots. Remettre le mélange à ébullition.

e) Réduire le feu et laisser mijoter, couvert, à feu moyen-doux environ 25 minutes. Jeter le sac d'épices.

Remplissez la relish dans des pots de pinte chauds, en laissant un espace libre de 1/2 pouce. Couvrir de liquide de marinade chaud, en laissant un espace libre de 1/2 pouce.

f) Retirez les bulles d'air et ajustez l'espace de tête si nécessaire. Essuyez les bords des bocaux avec une serviette en papier propre et humide.

91.   Relish piquante aux tomates

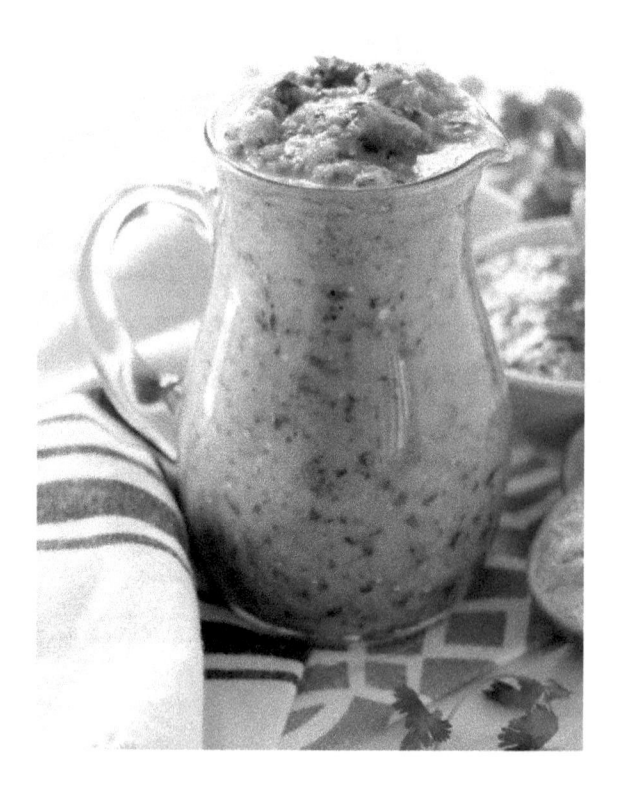

Ingrédients:

- 12 tasses de tomatilles hachées
- 3 tasses de jicama haché
- 3 tasses d'oignon haché
- 6 tasses de tomates italiennes hachées
- 1-1/2 tasses de poivron vert haché
- 1-1/2 tasses de poivron rouge haché
- 1-1/2 tasses de poivron jaune haché
- 1 tasse de sel de conserve
- 2 litres d'eau
- 6 cuillères à soupe d'épices à marinade mélangées entières
- 1 cuillère à soupe de flocons de piment rouge broyés (facultatif)
- 6 tasses de sucre
- 6-1/2 tasses de vinaigre de cidre (5%)

Rendement : Environ 6 ou 7 pintes

Les directions:

a) Retirer les cosses des tomatilles et bien les laver. Épluchez le jicama et l'oignon. Lavez bien tous les légumes avant de les couper et de les hacher.

b) Placer les tomatilles hachées, le jicama, l'oignon, les tomates et tous les poivrons dans un faitout ou une casserole de 4 pintes. Dissoudre le sel de conserve dans l'eau. Verser sur les légumes préparés. Chauffer jusqu'à ébullition; mijoter 5 minutes.

c) Bien égoutter à travers une passoire tapissée d'étamine (jusqu'à ce qu'il n'y ait plus de gouttes d'eau, environ 15 à 20 minutes).

d) Placer les épices à marinade et les flocons de piment rouge facultatifs sur un morceau propre à double couche de 6 pouces carrés

92. Betteraves marinées sans sucre ajouté

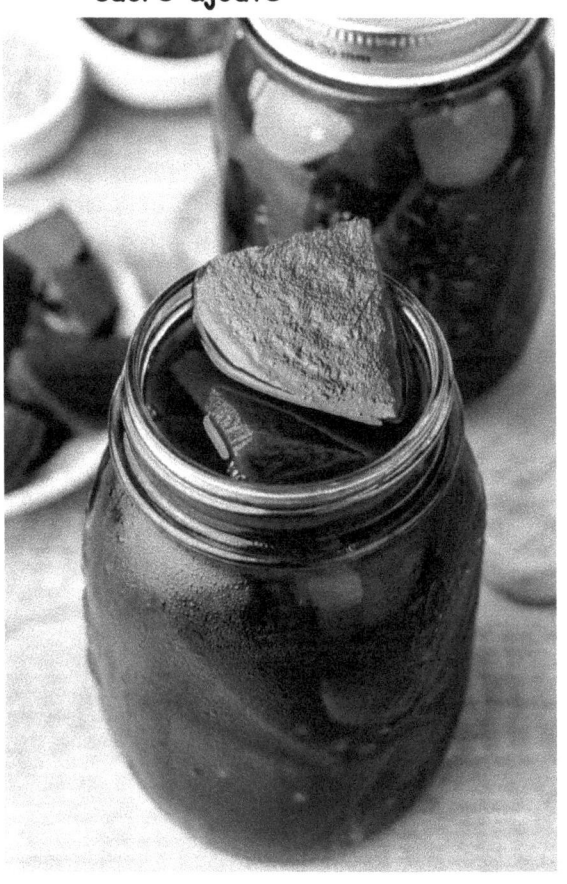

Ingrédients:

- 7 livres. de betteraves de 2 à 2-1/2 pouces de diamètre
- 4 à 6 oignons (2 à 2-1/2 pouces de diamètre), si désiré
- 6 tasses de vinaigre blanc (5 %)
- 1-1/2 cuillères à café de sel de conserve ou de marinade
- 2 tasses de Splenda
- 3 tasses d'eau
- 2 bâtons de cannelle
- 12 clous de girofle entiers

Rendement : Environ 8 pintes

Les directions:

a) Coupez les sommets des betteraves en laissant 1 pouce de tige et de racines pour éviter le saignement de la couleur. Laver soigneusement. Trier par taille.

b) Couvrir des tailles similaires avec de l'eau bouillante et cuire jusqu'à tendreté (environ 25 à 30 minutes). Attention : Vidangez et jetez le liquide. Betteraves fraîches.

c) Garniture des racines et des tiges et glissement des peaux. Couper en tranches de 1/4 de pouce. Éplucher, laver et émincer les oignons.

d) Mélanger le vinaigre, le sel, le Splenda® et 3 tasses d'eau fraîche dans un grand faitout. Attachez les bâtons de cannelle et les clous de girofle dans un sac en étamine et ajoutez-les au mélange de vinaigre.

e) Porter à ébullition. Ajouter les betteraves et les oignons. Mijoter

f) 5 minutes. Retirer le sac d'épices. Remplissez les betteraves chaudes et les tranches d'oignon dans des pots de pinte chauds, en laissant un espace libre de 1/2 pouce. Couvrir avec une solution de vinaigre bouillant, en laissant un espace libre de 1/2 pouce.

g) Retirez les bulles d'air et ajustez l'espace de tête si nécessaire. Essuyez les bords des bocaux avec une serviette en papier propre et humide.

93. Concombre cornichon doux

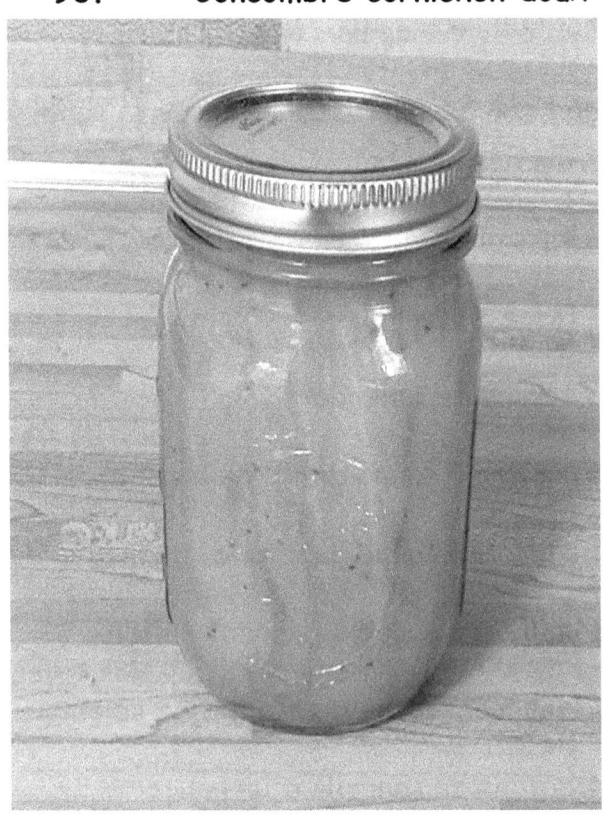

Ingrédients :

- 3-1/2 livres. de concombres marinés
- de l'eau bouillante pour recouvrir les tranches de concombre
- 4 tasses de vinaigre de cidre (5%)
- 1 tasse d'eau
- 3 tasses de Splenda®
- 1 cuillère à soupe de sel de conserve
- 1 cuillère à soupe de graines de moutarde
- 1 cuillère à soupe de piment entier
- 1 cuillère à soupe de graines de céleri
- 4 bâtons de cannelle d'un pouce

Rendement : environ 4 ou 5 pots de pinte

Les directions:

a) Lavez les concombres. Coupez 1/16e de pouce des extrémités des fleurs et jetez-les. Couper les concombres en tranches de 1/4 de pouce d'épaisseur. Verser de l'eau bouillante sur les tranches de concombre et laisser reposer 5 à 10 minutes.

b) Égoutter l'eau chaude et verser de l'eau froide sur les concombres. Laissez couler de l'eau froide en continu sur les tranches de concombre ou changez l'eau fréquemment jusqu'à ce que les concombres soient refroidis. Bien égoutter les tranches.

c) Mélanger le vinaigre, 1 tasse d'eau, Splenda® et toutes les épices dans un faitout ou une marmite de 10 pintes. Porter à ébullition. Ajouter soigneusement les tranches de concombre égouttées au liquide bouillant et ramener à ébullition.

d) Placer un bâton de cannelle dans chaque bocal chaud vide, si désiré. Remplissez les tranches de cornichons chauds dans des pots de pinte chauds, en laissant un espace libre de 1/2 pouce. Couvrir de saumure de marinage bouillante, en laissant un espace libre de 1/2 pouce.

e) Retirez les bulles d'air et ajustez l'espace de tête si nécessaire. Essuyez les bords des bocaux avec une serviette en papier propre et humide.

94. Scornichons à l'aneth

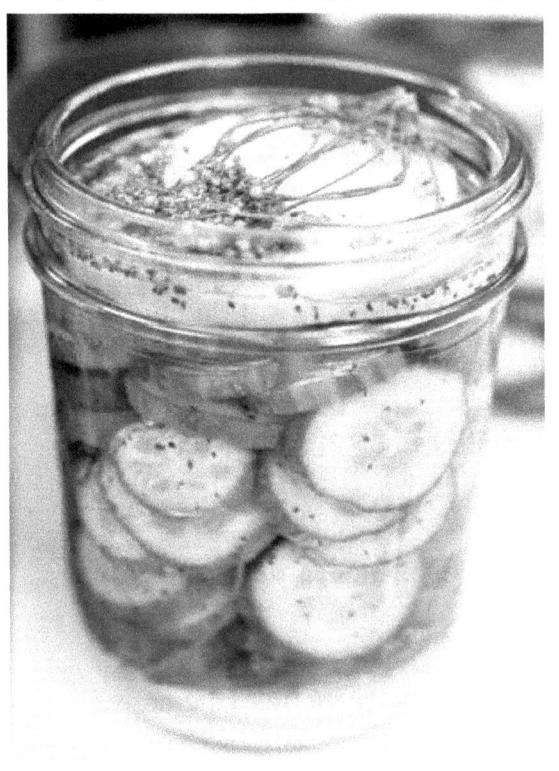

Ingrédients:

- 4 livres. (3 à 5 pouces) concombres marinés
- 6 tasses de vinaigre (5%)
- 6 tasses de sucre
- 2 cuillères à soupe de sel de conserve ou de marinade
- 1-1/2 cuillères à café de graines de céleri
- 1-1/2 cuillères à café de graines de moutarde
- 2 gros oignons, tranchés finement
- 8 têtes d'aneth frais

Rendement : Environ 8 pintes

Les directions:

a) Lavez les concombres. Couper une tranche de 1/16 pouce de bout de fleur et la jeter. Couper les concombres en tranches de 1/4 de pouce. Mélanger le vinaigre, le sucre, le sel, le céleri et les graines de moutarde dans une grande casserole. Porter le mélange à ébullition.

b) Placer 2 tranches d'oignon et 1/2 tête d'aneth au fond de chaque pot de pinte chaude. Remplissez les bocaux chauds avec des tranches de concombre, en laissant un espace libre de 1/2 pouce.

c) Ajouter 1 tranche d'oignon et 1/2 tête d'aneth sur le dessus. Versez la solution de décapage chaude sur les concombres, en laissant un espace libre de 1/4 de pouce.

d) Retirez les bulles d'air et ajustez l'espace de tête si nécessaire. Essuyez les bords des bocaux avec une serviette en papier propre et humide.

95. Cornichons sucrés tranchés

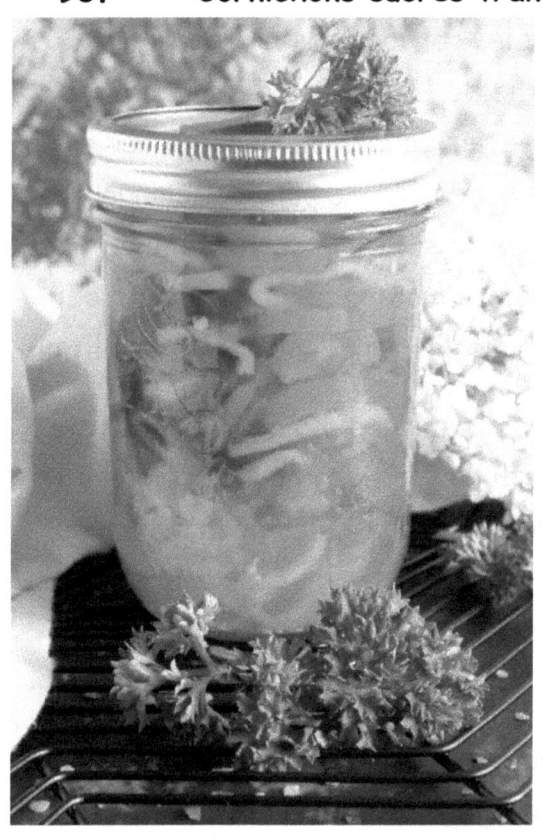

Ingrédients :

- 4 livres. (3 à 4 pouces) concombres marinés

Solution de saumurage :

- 1 pinte de vinaigre blanc distillé (5 %)
- 1 cuillère à soupe de sel de conserve ou de marinade
- 1 cuillère à soupe de graines de moutarde
- 1/2 tasse de sucre

Sirop de conserve :

- 1-2/3 tasses de vinaigre blanc distillé (5%)
- 3 tasses de sucre
- 1 cuillère à soupe de piment entier
- 2-1/4 cuillères à café de graines de céleri

Rendement : Environ 4 à 5 pintes

Les directions:

a) Lavez les concombres et coupez 1/16 de pouce de l'extrémité de la fleur, puis jetez-les. Couper les concombres en tranches de 1/4 de pouce. Mélanger tous les ingrédients du sirop de conserve dans une casserole et porter à ébullition. Gardez le sirop chaud jusqu'à utilisation.

b) Dans une grande marmite, mélanger les ingrédients de la solution de saumurage. Ajouter les concombres coupés, couvrir et laisser mijoter jusqu'à ce que les concombres changent de couleur du vert vif au vert terne (environ 5 à 7 minutes). Égoutter les tranches de concombre.

c) Remplissez les bocaux chauds et couvrez de sirop de conserve chaud en laissant un espace libre de 1/2 pouce.

d) Retirez les bulles d'air et ajustez l'espace de tête si nécessaire. Essuyez les bords des bocaux avec une serviette en papier propre et humide.

96.   Kraut au citron et à l'aneth

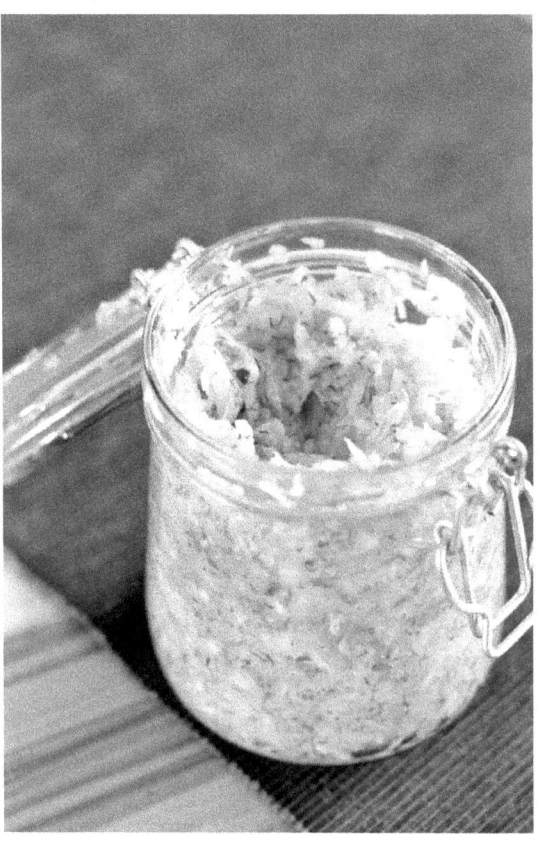

Ingrédients:

- 1 tête de chou blanc ferme, tranché finement
- 2 à 3 cuillères à café de sel de mer (1,5%)
- 2 cuillères à soupe de jus de citron
- 1 cuillère à soupe d'aneth séché
- 2 -3 gousses d'ail, finement râpées

Les directions:

a) Lavez votre chou et réservez l'une des feuilles extérieures pour la mettre au-dessus de votre chou.
b) Coupez le chou en quartiers, retirez le cœur et émincez finement. Suivez les instructions ci-dessus pour une choucroute normale, en ajoutant le jus de citron et l'aneth séché avec le sel.
c) Pressez et massez le chou jusqu'à ce qu'il soit brillant et qu'il y ait une petite flaque de liquide au fond du bol, puis mélangez-y l'ail.

97.   Kimchi chinois

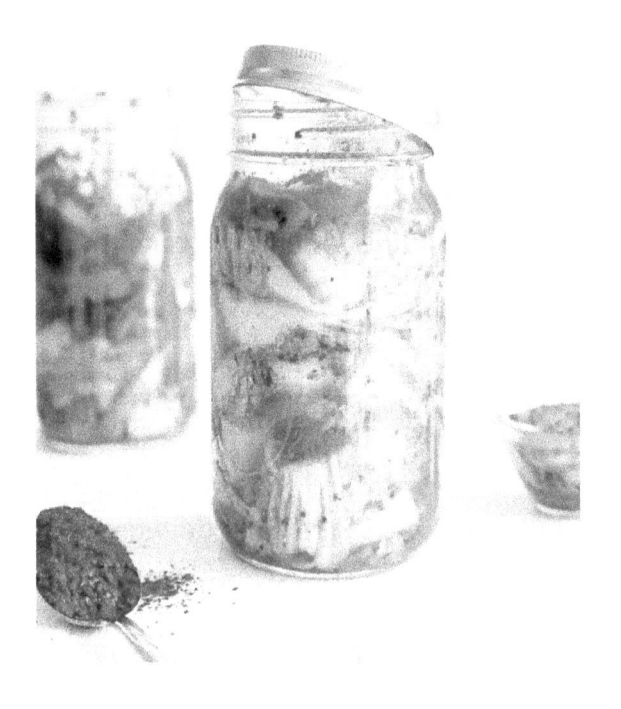

Ingrédients:

- 1 tête de chou nappa ou chou chinois, hachée
- 3 carottes, râpées
- 1 gros radis daikon râpé ou une tasse de petits radis rouges finement tranchés
- 1 gros oignon, haché
- 1/4 tasse de flocons d'algues dulse ou nori
- 1 cuillère à soupe de flocons de piment chili
- 1 cuillère à soupe d'ail haché
- 1 cuillère à soupe de gingembre frais haché
- 1 cuillère à soupe de graines de sésame
- 1 cuillère à soupe de sucre
- 2 cuillères à café de sel de mer de bonne qualité
- 1 cuillère à café de sauce de poisson

Les directions:

a) Mélangez simplement tous les ingrédients ensemble dans un grand bol et laissez reposer pendant 30 minutes.
b) Emballez le mélange dans un grand bocal en verre ou 2 bocaux plus petits. Appuyez dessus fermement.
c) Garnir d'un sac Ziploc rempli d'eau pour garder l'oxygène à l'extérieur et garder les légumes immergés sous la saumure.
d) Mettez le couvercle sans serrer et laissez fermenter pendant au moins 3 jours. Goûtez-le après 3 jours et décidez s'il a un goût assez acide. C'est une question de goût personnel alors continuez à essayer jusqu'à ce que vous l'aimiez !
e) Une fois que vous êtes satisfait de la saveur, vous pouvez conserver le kimchi au réfrigérateur où il se conservera pendant des mois, s'il dure aussi longtemps !!

98. Bâtonnets de carottes fermentées

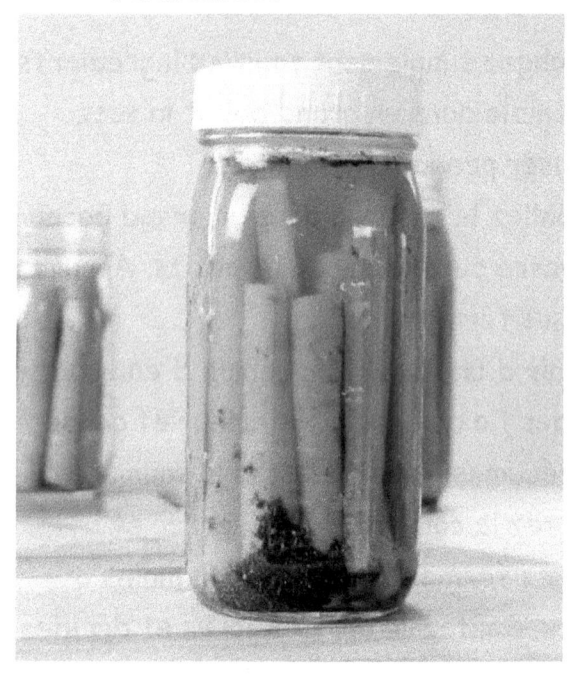

Ingrédients:

- 6 carottes bio, lavées et coupées en bâtonnets
- Solution de saumure à 2 % (20 g de sel marin dissous dans 1 litre d'eau filtrée)
- Quelques gousses d'ail, tranches de citron, grains de poivre noir, feuilles de laurier ou aneth

Les directions:

a) Emballez bien les carottes dans un bocal en verre propre de 1 litre, avec tout autre assaisonnement de la liste des ingrédients. Versez la saumure jusqu'à 2,5 cm du haut du bocal.

b) Si les carottes flottent au-dessus du niveau de liquide, vous pouvez utiliser un sac Ziploc rempli de saumure pour les alourdir et les garder immergées en toute sécurité.

c) Laisser fermenter à température ambiante, à l'abri de la lumière directe du soleil, pendant au moins une semaine, mais de préférence deux semaines. La saumure commencera à avoir l'air trouble, ce qui indique que la fermentation se déroule normalement. Vous devriez également voir quelques bulles si vous secouez doucement le pot.

d) Une fois que vous êtes satisfait de la saveur et de la texture, placez-les au réfrigérateur, où ils se conserveront pendant quelques mois !

99. Carottes à l'indienne

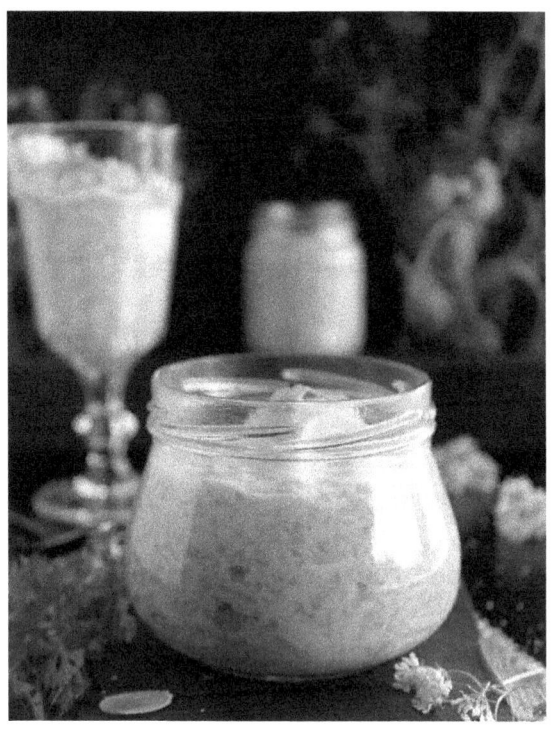

(Pour un pot de 1 litre)

Ingrédients:

- 1 kg de carottes, pelées et râpées
- 1 noix de gingembre frais, pelé et râpé
- 2 cuillères à café de flocons de piment
- 2 cuillères à café de fenugrec
- 2 cc de graines de moutarde
- 1 cuillère à café de curcuma moulu
- 1 cuillère à soupe de sel de mer

Les directions:

a) Placer les carottes dans un bol et saupoudrer de sel marin.
b) Pressez et massez le mélange pour libérer un peu de saumure. Les carottes devraient commencer à se flétrir et devenir humides.
c) Ajoutez les épices et mélangez à l'aide d'une cuillère en bois, pas vos mains ou elles seront colorées en orange par le curcuma !
d) Mettez le mélange dans un bocal en verre propre de 1 litre, en appuyant fermement sur chaque poignée pour vous assurer qu'il n'y a pas d'air emprisonné. Laissez un espace libre de 2,5 cm en haut du bocal et assurez-vous que les carottes sont complètement immergées sous la saumure.
e) Fermer le couvercle et laisser fermenter 5 à 7 jours à température ambiante.
f) Conservez le pot au réfrigérateur et utilisez-le dans les 6 mois.

100. Bombes de radis

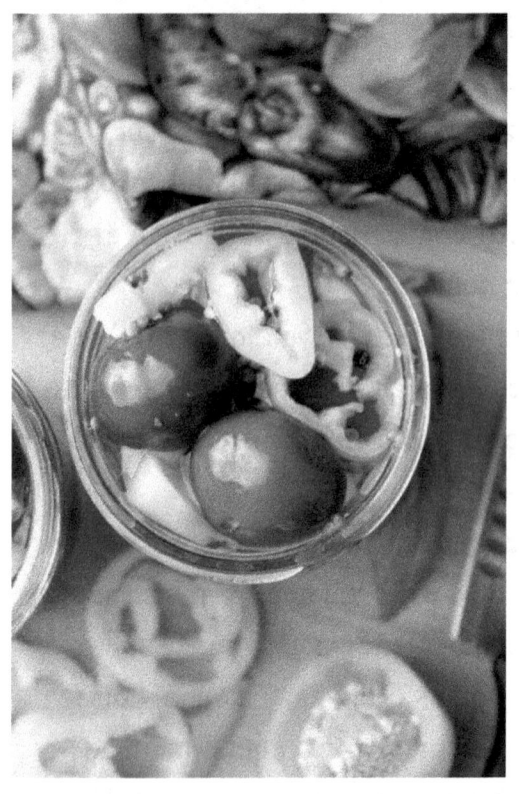

(Pour un pot de 1 litre)

Ingrédients:

- 400 g de radis, têtes coupées
- 1 ou 2 cuillères à café d'épices à marinades ou de fenouil
- 15g/1 cuillère à soupe de sel de mer
- 10 g / 2 cuillères à café de sucre semoule
- 1 litre d'eau filtrée
- 1 oignon rouge tranché ou 5 oignons nouveaux
- 3 tranches de gingembre frais
- 2 ou 3 grosses tranches de citron
- 3 ou 4 gousses d'ail écrasées
- 1 cuillère à café ou plus de flocons de piment séché, selon la force de votre goût

Les directions:

a) Préparez la saumure en dissolvant le sel marin et le sucre dans une carafe. Lavez votre bocal en verre à l'eau chaude savonneuse et rincez-le bien pour éliminer tout résidu de savon.

b) Mettre les épices au fond du bocal, puis ajouter les légumes en terminant par les tranches de citron sur le dessus. Versez la saumure dessus jusqu'à ce que tout soit complètement submergé. Couvrir avec une grande feuille de chou ou un sac Ziploc rempli de saumure supplémentaire pour tout garder sous la saumure.

c) Fermez le pot sans serrer et laissez-le dans un endroit frais et à l'abri de la lumière directe du soleil pendant 7 à 12 jours. J'ai tendance à mettre le mien dans le garage car le pong sulfureux peut être assez écrasant et vous pouvez recevoir des plaintes des membres de la famille !

d) Goûtez-les après 7 jours et s'ils sont assez acides pour vous, transférez-les au réfrigérateur où ils se conserveront environ 6 mois.

e) Si ce n'est pas assez acide, laissez-les encore 4 ou 5 jours.

f) Gardez tout excès de saumure et utilisez-le dans les vinaigrettes, car il regorge de probiotiques !!

CONCLUSION

Les cornichons et la choucroute ne sont peut-être pas les premiers exemples qui vous viennent à l'esprit lorsque vous pensez aux aliments santé. Mais un nombre croissant de recherches montre qu'un régime qui comprend un apport régulier d'aliments fermentés peut apporter des avantages.

Les aliments fermentés sont conservés à l'aide d'un processus séculaire qui non seulement augmente la durée de conservation et la valeur nutritionnelle des aliments, mais peut également donner à votre corps une dose de probiotiques sains - des micro-organismes vivants essentiels à une bonne digestion.

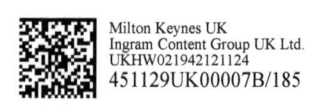

Milton Keynes UK
Ingram Content Group UK Ltd.
UKHW021942121124
451129UK00007B/185